Elisabeth Lange

DIE 5:2 DIÄT

5 Tage essen : 2 Tage Diät

AUF DAUER
schlank

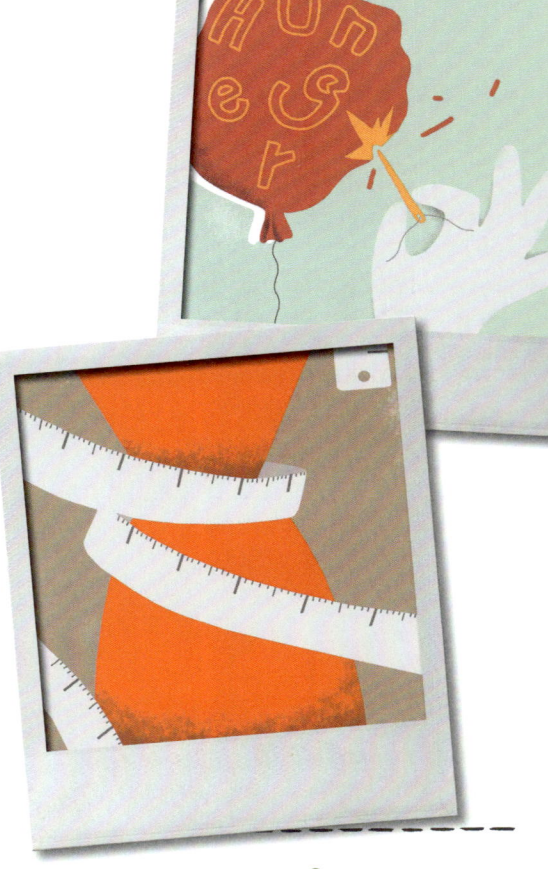

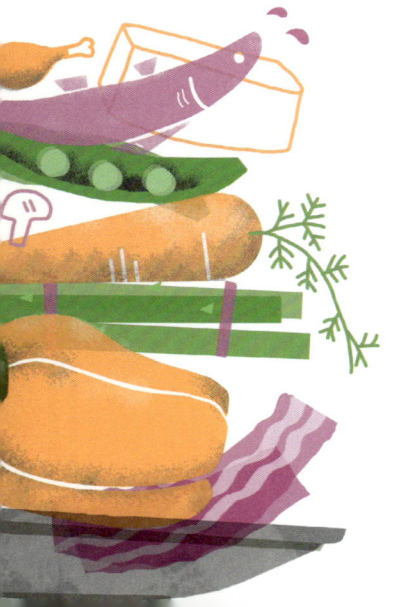

Einsteigen
INS FASTEN

ENTSPANNT
— genießen —

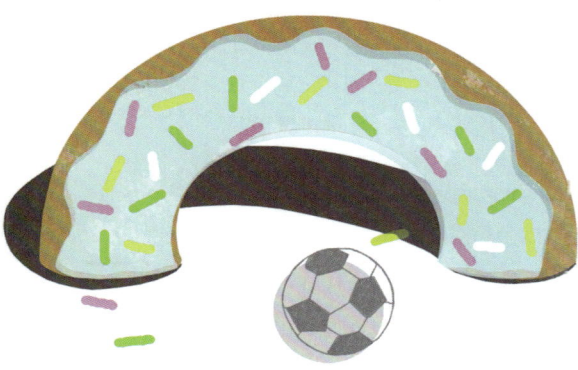

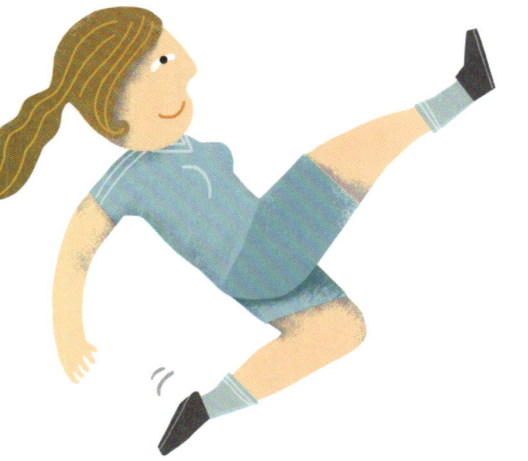

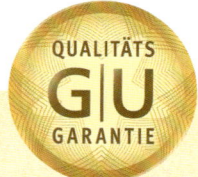

DIE GU-QUALITÄTS-GARANTIE

Wir möchten Ihnen mit den Informationen und Anregungen in diesem Buch das Leben erleichtern und Sie inspirieren, Neues auszuprobieren. Bei jedem unserer Produkte achten wir auf Aktualität und stellen höchste Ansprüche an Inhalt, Optik und Ausstattung. Alle Informationen werden von unseren Autoren und unserer Fachredaktion sorgfältig ausgewählt und mehrfach geprüft. Deshalb bieten wir Ihnen eine 100 %ige Qualitätsgarantie.

Darauf können Sie sich verlassen:
Wir legen Wert darauf, dass unsere Gesundheits- und Lebenshilfebücher ganzheitlichen Rat geben. Wir garantieren, dass:

• alle Übungen und Anleitungen in der Praxis geprüft und

• unsere Autoren echte Experten mit langjähriger Erfahrung sind.

Wir möchten für Sie immer besser werden:
Sollten wir mit diesem Buch Ihre Erwartungen nicht erfüllen, lassen Sie es uns bitte wissen! Nehmen Sie einfach Kontakt zu unserem Leserservice auf. Sie erhalten von uns kostenlos einen Ratgeber zum gleichen oder ähnlichen Thema. Die Kontaktdaten unseres Leserservice finden Sie am Ende dieses Buches.

GRÄFE UND UNZER VERLAG
Der erste Ratgeberverlag – seit 1722.

Auch für echte Kerle

Auf Parties gehe ich gern inkognito – jedenfalls, was meine Arbeit angeht. Denn die Frage: „Sag mal schnell, was ich essen soll, wenn ich abnehmen will?", verdirbt mir regelmäßig die Laune. Warum? Weil mir Antworten wie: „Iss mehr Gemüse! Streich den Alkohol!" sofort den Ruf der Spielverderberin eintragen. Wer mich privat fragt, will einen Geheimtipp, eine Wunderdiät. Und bis vor Kurzem war ich sicher: Die gibt es nicht, basta! Und wenn es sie gäbe, wäre sie garantiert gesundheitsschädlich. Leute, fragt mich also besser nicht.

Ende März 2013 folgte ich einer Hochzeitseinladung nach Schottland. Ein rauschendes Fest, die Tische bogen sich unter der Last köstlichster Spezialitäten. Und mitten im ungehemmten Schlemmen will ein junger Mann von mir wissen, was ich denn von der „2 days diet", der „2-Tage-Diät", halte. Als ich ihn ratlos anblickte, zog er seinen Hosenbund etwas von der Taille weg und raunte zufrieden: „Ich bin schon 6 Kilo los!" Glückwunsch.

Aber was war das für eine neue Diät, die selbst bei Männern so gut ankommt, dass sie echt darauf einsteigen? Nachdem ich englische Bestseller und einen Berg wissenschaftlicher Literatur verdaut hatte, war mir klar: Zwei Tage die Woche auf ganz bestimmte Weise wenig zu essen, das ist ein wirklich neuer Weg – und eine exzellente Idee. Sie stammt von der Ernährungswissenschaftlerin Michelle Harvie und dem Krebsforscher Tony Howell von der Abteilung für Brustkrebs-Prävention der Uniklinik South Manchester.

Eine Erfolgskurve: Marc hatte bis zum Redaktionsschluss 9 Kilo abgenommen und 6 Zentimeter Bauchumfang verloren.

Gewichtsabnahme Marc

Mir dämmerten die Vorteile: Eine Diät, die man immer nur ein, zwei Tage durchhalten muss, kann eigentlich nicht schiefgehen. Aber was halten deutsche Experten davon? Ich fragte Peter Nielsen, Forscher am Zentrum für Experimentelle Medizin der Universitätsklinik Hamburg Eppendorf. Er winkte ab: Wieder so eine wilde Idee, die kein Mensch braucht. Aber er wollte sich den wissenschaftlichen Hintergrund anschauen. Dann kam eine Mail: „Das probiere ich jetzt selbst mal aus!" Bingo! Den Forscher hatte die Machbarkeit überzeugt. Heute, nach neun Monaten, sagt er: „Ein cleveres Abnehmkonzept, das die Gegenreaktionen des Stoffwechsels vermeidet. Langzeitstudien stehen zwar noch aus, aber mein persönlicher Versuch war bisher erfolgreich."

Auch den Mäusen am Deutschen Institut für Ernährungsforschung (Dife) bekommt tageweises Fasten gut. Man ließ sie im Rahmen einer Studie verschiedene Diäten testen. Vom Ergebnis ist die Forscherin Annette Schürmann selbst beeindruckt: 60 bis 70 Prozent der Mäuse bekommen Diabetes, wenn sie fressen wie sie wollen. Schränkt man die Kalorienzufuhr ein, wird nur noch jede neunte Maus krank. Fasten die Tiere dagegen tageweise, ist ihre Diabetesrate gleich Null.

Als ich meinem langjährigen Freund Marc, dem rundlichen Retter und Manager meiner digitalen Daten, davon erzählte, meinte er, zwei Tage Diät pro Woche würde er auch hinkriegen und er bat um eine Gebrauchsanleitung. Aber eine kurze! Die steht jetzt auf Seite 10 und Marcs Bauch schrumpft seither.

Bei meinen Büchern halte ich viel vom Prinzip: „Empfehle Lesern nichts, was du nicht selbst ausprobiert hast". Also plante ich – etwas ängstlich – meine eigenen ersten Fastentage. Als junges Mädchen hatte ich mir durch dumme Diätversuche mal kurz eine Essstörung eingehandelt. Jetzt fürchtete ich den Hunger und schlimmstenfalls einen Rückfall. Aber der kam nicht. Mir erging es genauso wie allen anderen. Der Hunger erschien und ging wieder. Es war einfach. Und am nächsten Tag schmeckte mein gewohntes Essen ungewohnt – ungewohnt köstlich.

Elisabeth Lange

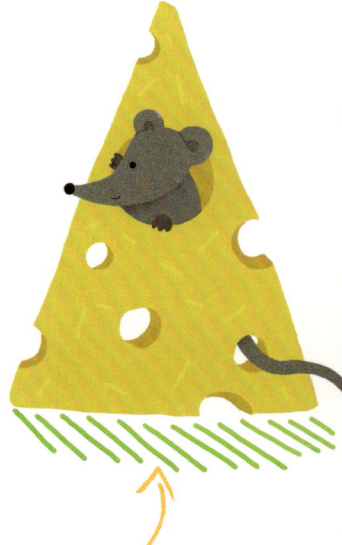

Auch Mäuse, die – so wie die meisten von uns Menschen – ein bisschen faul und ein bisschen gefräßig sind, bleiben gesund, wenn sie abwechselnd fasten und dann wieder nach Lust und Laune knabbern.

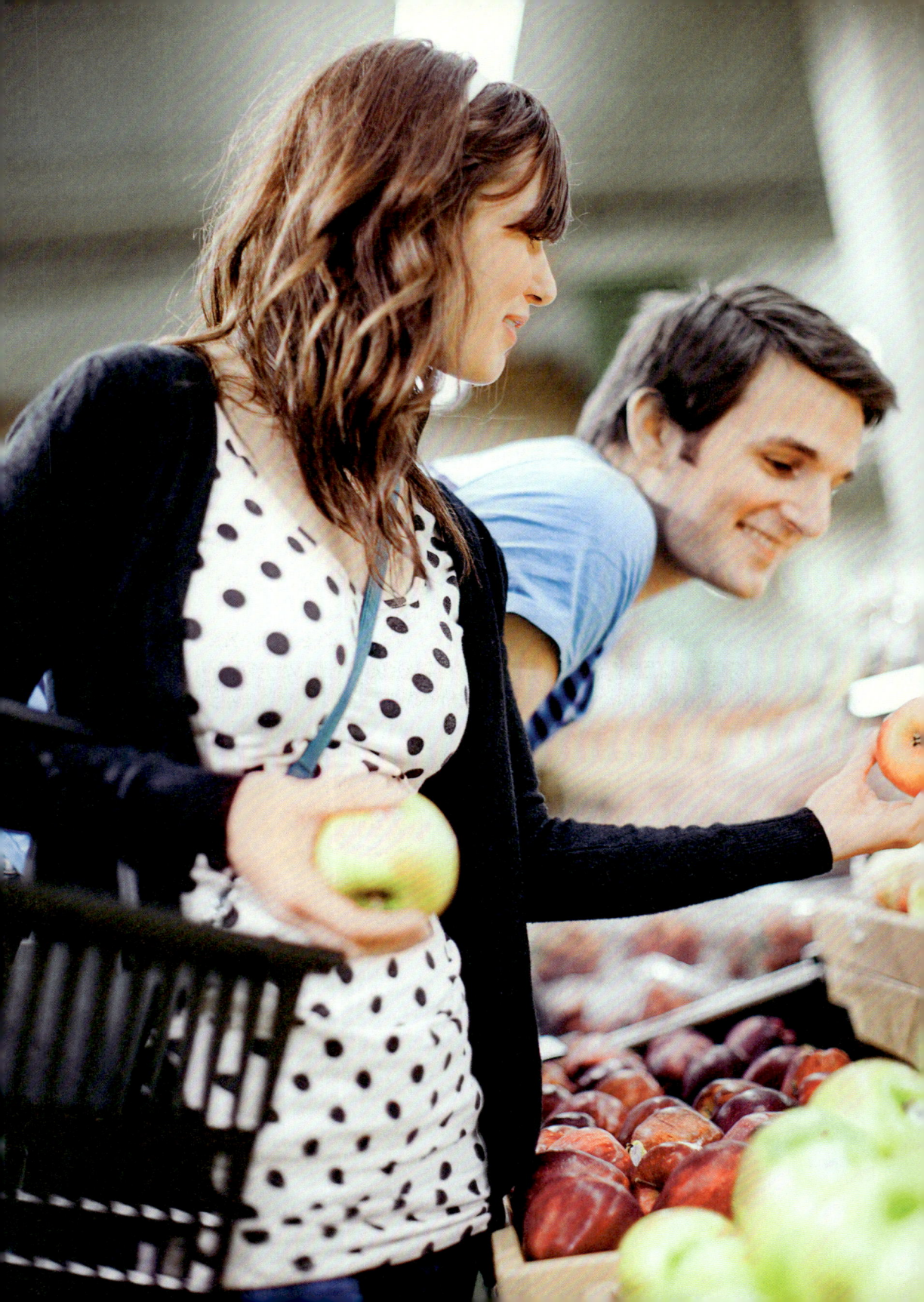

AUF DAUER SCHLANK

Wir haben genug vom

— FETTEN LEBEN. —

Trotzdem hassen wir es, wenn uns jemand in unsere Ess- oder Trink-gewohnheiten hineinredet.

5:2 verzichtet darauf. Fünf Tage die Woche

kann jeder essen, was er will.

Zwei Tage muss man stark sein. Das reicht, um doppelt so viel Fett zu verlieren wie mit einer Dauerdiät. Klinisch erprobt. Der neue Weg ist

— GUT FÜR DIE FIGUR, —

gut fürs Gehirn, gut für die Gesundheit und ein aktives Leben. Er bringt den Körper dazu, Fettpolster in pure Lebens-energie zu verwandeln.

KLARE REGELN, WENIG AUFWAND:
IN JEDER WOCHE ZWEI TAGE
── STARK SEIN ──

Die Grundidee ist einfach: Klare Regeln, wenig Aufwand, viel Erfolg. Die 5:2-Diät ermöglicht Abnehmen, ohne zu überfordern. Sie funktioniert auf jeden Fall – egal, ob man zwei oder 20 Kilo loswerden will.

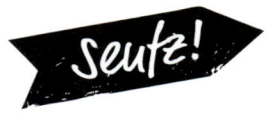

Der Versuch abzunehmen scheitert oft schon nach kurzer Zeit. Warum? Weil es so verdammt schwerfällt, tagtäglich Kalorien zu zählen und jeden Bissen auf die Goldwaage zu legen. Unsere inneren Kräfte reichen einfach nicht, wenn auch Job und Familie ihr Recht fordern und wir auf Schritt und Tritt verlockenden Essangeboten und Werbeversprechen widerstehen sollen. Bei längeren Diäten sind die Abbruchraten deshalb hoch. Das frustriert nicht nur alle, die weiterhin mit ihrem Übergewicht leben müssen, sondern auch Ärzte und Ernährungsberater. Sie wissen einfach nicht mehr, was sie raten sollen. Ein erhobener Zeigefinger und die Aufzählung von Ernährungsregeln bringen jedenfalls wenig.

Wieder Lust statt Frust

In dieser Klemme steckten über viele Jahre auch die Experten am englischen Genesis Breast Cancer Prevention Centre, einer Brustkrebs-Präventionsabteilung der Universitätsklinik Manchester. Sie wussten, dass mit sinkendem Körpergewicht die Krebsrisiken geringer werden, mussten aber immer wieder mit ansehen, wie selbst zielstrebige Frauen ihre Diät nach einer Weile abbrachen und frustriert auf überschüssigen Pfunden sitzen blieben. Deutschen Ärzten und Ernährungsforschern ging es ebenso. Sie beobachteten das Scheitern bei Männern und Frauen vieltausendmal, fanden aber selten einen Ausweg, der im Alltagsleben der Betroffenen funktionierte.

Entgegen aller Vorurteile ist es keine Frage von Disziplin oder Moral, ob man zum Abnehmen eine Diät durchhält. Es gibt einen biologischen Grund für die Niederlagen: Unsere genusssüchtigen grauen Zellen im Kopf lassen sich triste Zeiten nicht lange gefallen. Vor allem dann nicht, wenn sie durch eine Dauerberieselung mit gehaltvollem Essen an einen stetigen Kalorienkick gewöhnt sind. Bleibt der Teller plötzlich halb leer, schlagen sie Alarm. Schon nach wenigen Tagen karger Dauerdiät baut sich im Großhirn ein mächtiger Widersacher auf, der sein Recht auf angenehme Empfindungen mit Heißhungeranfällen auf Fettes und Süßes selbst gegen einen starken Willen durchsetzt. Wer sich unablässig in Entsagung übt und auf alle gewohnten Gaumenfreuden verzichtet, wird ein sicheres Opfer von Diätfrust. Dann drängt ihn der eigene Kopf, nach gehaltvollen Leckerbissen zu suchen, selbst wenn in den erlaubten Gerichten genug Kalorien vorhanden waren, um davon satt zu werden. Schließlich wollen Tausende vergnügungshungrige Sinneszellen befriedigt werden. Eine echte Klemme für alle, die endlich belastende Pfunde loswerden möchten.

Kopf und Taille: Unsere grauen Zellen fordern Genuss, Belohnung und Vorfreude aufs Essen.

Nichts zu verlieren – außer Gewicht

Die englische Ernährungsexpertin Dr. Michelle Harvie hörte jahrelang genau hin, wenn Übergewichtige ihr die Gründe für den Abbruch einer Diät schilderten. Irgendwann wurde ihr klar: Unsere Diäten sind viel zu kompliziert. Entweder verstanden die Betroffenen nicht richtig, was sie tun sollten, oder der Aufwand war so groß, dass man ihn im Alltag nur kurze Zeit durchhalten konnte. Die Ernährungsexpertin suchte deshalb nach einem Konzept mit möglichst großen Freiräumen und wenigen, sehr klaren Regeln. Zusammen mit ihrem Kollegen, dem Mediziner Professor Tony Howell, erfand sie einen einfachen Plan: An zwei

Unterschätzt

Kurzzeitfasten tut gut!

Fasten kann heute alles heißen: vom totalen Verzicht auf feste Nahrung bis hin zu milden Formen, bei denen man einfach wie bei der 5:2-Diät den Gürtel tageweise enger schnallt. Eine strenge Form ist das alternierende Fasten, bei dem man an einem Tag entspannt essen und am nächsten Tag nur eine Mittagsmahlzeit einnehmen soll. Unter Wissenschaftlern galt das sogenannte intermittierende Fasten, also der kurzzeitige Tritt auf die Essbremse, schon vor über 60 Jahren als Geheimtipp. Jetzt ist das Forschungsgebiet aus seinem Dornröschenschlaf erwacht. Weltweit untersuchen Forscher, was in den Tiefen des Stoffwechsels passiert, wenn man die Kalorien regelmäßig für kurze Zeit deutlich einschränkt, und sind beeindruckt von den gesundheitlichen Vorteilen.

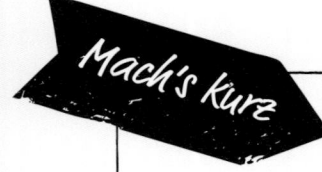

Die Gebrauchsanweisung

Es gibt nicht viele Regeln. An fünf Tagen in der Woche ändert sich gar nichts. Man isst wie immer. Veränderungen bringen nur die zwei Fastentage, an denen Frauen mit etwa 500 Kalorien und Männer mit 600 Kalorien auskommen sollen.

ZWEI TAGE RADIKAL ANDERS

Vor dem Start den Kalender zücken und überlegen, an welchen Wochentagen das Fasten am besten passt. Die beiden Tage können entweder direkt aufeinanderfolgen, also etwa Montag und Dienstag, oder frei gewählt werden, also z. B. Mittwoch und Samstag. Die wenigsten entscheiden sich für das Wochenende, viele fasten gern an geschäftigen Arbeitstagen, weil man dann ohnehin seltener ans Essen denkt. Die bevorzugten Tage im Kalender eintragen und möglichst nicht mehr viel daran rütteln, damit man sich an den Rhythmus gewöhnt.

Die Fastenmahlzeiten sind nicht üppig, aber durch die Kombination von viel Protein und viel Gemüse sehr sättigend. Das Budget von 500 oder 600 Kalorien kann man auf zwei kleine Mahlzeiten verteilen, aber auch alles auf einmal essen, wenn man sich für den Rest des Tages nicht mehr darum kümmern möchte. Wann man sich seine Mahlzeiten gönnt, ob morgens und abends, nur mittags oder nur abends, bleibt jedem selbst überlassen.

WAS GIBT ES ZU ESSEN?

Das Menü ist simpel. Pro Tag etwa 250 Gramm magere eiweißreiche Lebensmittel auf den Tisch bringen, zwischen Fisch, Geflügel, Fleisch, Eier, Tofu und Quark auswählen, was einem schmeckt. Beim Zubereiten wenig Fett verwenden und den Teller üppig mit etwa einem Pfund Gemüse füllen. Verzichten muss man auf kohlenhydratreiche Lebensmittel wie Brot, Gebäck, Kartoffeln, Nudeln oder Getreide. Klar, natürlich auch auf Zucker und Süßigkeiten aller Art!

Was gibt es zu trinken? Im Prinzip alles, was keine Kalorien hat. Tee oder Kaffee natürlich. Und viel Wasser. Falls möglich, Alkohol weglassen – nicht nur wegen der vielen leeren Kalorien, sondern auch, weil er den Willen schwächt.

An Fastentagen muss man nicht unbedingt kochen. Es reicht, die passenden Zutaten einzukaufen (siehe S. 50 ff.) oder im Restaurant das Richtige zu bestellen.

Tagen in der Woche wird gefastet, also die Nahrung extrem ein-
geschränkt. Den Rest der Zeit darf man essen wie gewohnt. Diese
Idee ist ebenso simpel wie bahnbrechend. Sie hat entscheidende
Vorzüge: Zum einen bleiben die Entbehrungen zeitlich begrenzt,
denn alles, was man sich zwei Tage verkneifen muss, darf man
bald wieder genießen. Das lindert den Leidensdruck. Wer an den
Fastentagen streng mit sich ist, kann gleich danach wieder zum
gewohnten Alltag zurück und ganz relaxed essen, was er will. Selbst
die geplagten Opfer vieler vergeblicher Diäten zeigen sich von
dieser Strategie überzeugt und auch immer mehr Wissenschaftler.
Denn die Sucht nach Zucker, Fett und Salz, unter der viele Übergewichtige leiden, wird durch die 5:2-Diät ausgebremst, die abgestumpften Belohnungssysteme im Gehirn können sich
erholen. Ein weiterer Vorzug: Vielbeschäftigte können zwei Fastentage besser in ihren Alltag einbauen
als eine Dauerdiät. Sie profitieren überdies von den
einfachen Regeln und der limitierten Auswahl an
Speisen. Schließlich muss man sich an Fastentagen in
puncto Essen nicht viel überlegen, sondern kann sich
auf andere Dinge konzentrieren.

Selbst an Fastentagen ist der Teller gut gefüllt – mit Sattmachern wie magerem Fleisch und viel Gemüse.

Fünf Tage essen wie gewohnt

Natürlich fragt sich jeder, ob man sich nach
zwei kargen Tagen nicht ausgehungert auf
alles Essbare stürzt, um sich kalorienreich zu
entschädigen. Englische und amerikanische
Studien kamen jedoch übereinstimmend
zu dem verblüffenden Ergebnis: Die
Betroffenen essen an den „freien" Tagen
zwar mehr als sonst, aber es sind im Durch-
schnitt nur etwa 10 Prozent mehr. Was noch
wichtiger ist: Sie bekommen keine Heißhungeranfälle, und sie nehmen durch die unterm Strich
geringere wöchentliche Kalorienzufuhr deutlich
ab. Klinische Versuche mit der 5:2-Diät zeigten bei
starkem Übergewicht sogar dann Erfolge,
wenn vorher alle anderen Diätversuche fehl-
geschlagen waren.

WAS BRINGT MIR DIE 5:2-DIÄT?
GENUSS BEIM ESSEN, GANZ
— OHNE GIER! —

Um schlank, fit, vergnügt und leistungsfähig zu sein, brauchen Sie keine Extra-Vitamine oder Wundermittel aus der Apotheke. Was hilft, sind längere Pausen zwischen den Mahlzeiten und kurze Fastenzeiten.

Wer regelmäßig ausgedehnte Pausen zwischen den Mahlzeiten einlegt und kurze Fastenzeiten einhält, steigert den Genuss beim Essen, die Freude an der Bewegung und den Spaß an geistigen Herausforderungen. Fastenzeiten sorgen dafür, dass wir unsere Trägheit abschütteln und Fettdepots auflösen. Triebfeder für dieses Bündel erfreulicher Effekte ist ein Schalter in unseren Zellen. Er springt nur an, wenn gerade nichts zu essen da ist und sich das Verdauungssystem ausruht. Sein Gegenspieler ist das Hormon Insulin. Es gelangt nach jeder Mahlzeit ins Blut und schaltet den nützlichen Prozess wieder ab. Herausgefunden hat das die Forschungsgruppe von Markus Stoffel, Professor am Institut für Molekulare Systembiologie an der Eidgenössischen Technischen Hochschule (ETH) Zürich, schon im Jahr 2009. In der Leber aktiviert der Schalter, der unter Experten FoxA2 genannt wird, die Fettverbrennung, im Gehirn steuert er so unterschiedliche Funktionen wie etwa Biorhythmus, Schlaf, Nahrungsaufnahme und Sexualverhalten. Wer dauernd isst, bringt den nützlichen Mechanismus aus dem Takt. Für Professor Stoffel ist klar: „Unser Körper braucht Fastenzeiten, um gesund zu bleiben." Der Schweizer hält deshalb auch nichts davon, zahlreiche kleine Mahlzeiten über den Tag verteilt einzunehmen: „Lieber selten essen, aber dann richtig. Und dazwischen dem Hunger seinen Raum lassen."

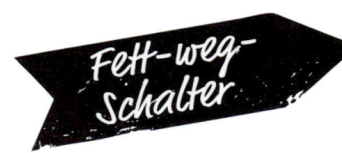

Fett-weg-Schalter

Ich werde immer besser satt

Forscher wissen schon lange, dass die Messfühler des Verdauungstrakts ermüden, wenn wir, wie heute oft üblich, häufig knuspern, knabbern, kauen und schlucken. Durch die Dauerberieselung mit Nahrung kommen im Gehirn immer weniger Sättigungssignale an. Dann verlangt der Körper für das Gefühl, satt zu werden, immer

Das haben Sie davon ...

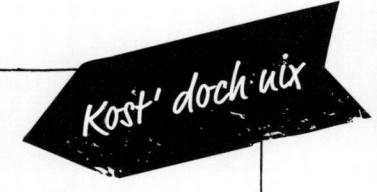

5:2 macht flexibel. *Muss mal ein Fastentag ausfallen, weil es die Umstände erfordern, wählt man halt einen anderen. Im Urlaub kann man aufhören und danach motiviert weitermachen.*

Jeder gut bewältigte Fastentag **stärkt das Selbstbewusstsein** *und die Zuversicht, weiterhin erfolgreich abzunehmen. Berechtigter Stolz belohnt für jeden durchgehaltenen Fastentag.*

Der Verlust an Pfunden ist gleich groß oder sogar größer als bei einer Dauerdiät, der Verlust an Muskeln geringer. **Der Körper wird straffer.**

5:2 stärkt den Körper. *Der Zuckerstoffwechsel wird stabiler, der Blutdruck sinkt, ebenso die Herzrate unter Stress, auch die Cholesterinwerte verbessern sich. Wer eine Fettleber hat, kann mit der 5:2-Diät wieder gesund werden.*

Mit 5:2 sinkt das Risiko für viele Krebsarten, *vor allem für Brust- und Prostatakrebs.*

Zeitweises Fasten verlangsamt den geistigen Alterungsprozess *und schützt Nervenzellen vor krankhaften Veränderungen, weil Reparaturmechanismen anspringen.*

5:2 stoppt übermäßige Esslust *und kann uns das entspannte Genießen wieder beibringen, denn die strengen Tage regulieren den Appetit auch für den Rest der Zeit, an denen man essen kann, was man will. Ganz unwillkürlich und ungewollt. Wenn man mehr als zwei Wochen durchhält, steigt der Level einer Substanz im Gehirn (Brain-derived neurotrophic factor, kurz BDNF), die den Hunger hemmt und den Energieverbrauch erhöht.*

5:2 kann lautes Schnarchen stoppen. *Die Diät verringert überschüssiges Fettgewebe im Halsbereich, das sonst den Rachen verengt und auf Dauer die Atemmuskulatur schwächt.*

stärkere Reize. Schließlich nimmt er die Stimmen aus dem Bauch nur noch wahr, wenn sie mit der Lautstärke eines Heavy-Metal-Konzerts im Gehirn ankommen. Weil bei jeder Mahlzeit Insulin ausgeschüttet wird, verliert der Körper zusehends die Motivation, aktiv zu sein, um Zucker und Fett zu verbrennen. Aber das ist zum Glück keine Einbahnstraße. Legen wir eine Pause von der Kalorienflut ein und essen an zwei Tagen in der Woche extrem wenig, können sich die Messfühler erholen. Dann reagieren sie wieder empfindlicher, und kleine Portionen machen wieder satt, zufrieden und aktiv.

Kurz mal fasten für die Schönheit

Jeder von uns möchte sein Leben mit jugendlich frischer Ausstrahlung, straffen Kurven und hellem Geist genießen. Auch dabei kann die 5:2-Diät helfen. Der Grund, warum regelmäßig wiederholte kurze Fastenzeiten auf Körper und Geist verjüngend wirken, liegt in der Autophagie, einer Standardantwort des Körpers auf Perioden ohne Nahrung. Bleibt der Teller leer, macht sich der Körper an die Reserven und räumt in seinem Inneren auf. Es geht dabei zu wie auf dem Recyclinghof: Was nicht gebraucht wird, wird zerlegt. Reste alter Proteine, defekte Bestandteile der Zellen, alles Unnötige und Verbrauchte kommt in den Schredder, und die nützlichen Teile werden als Baumaterial für neue Zellen verwendet. Fastenzeiten beflügeln diese Vorgänge und wirken wie eine kostenlose bioaktive Anti-Aging-Kur.

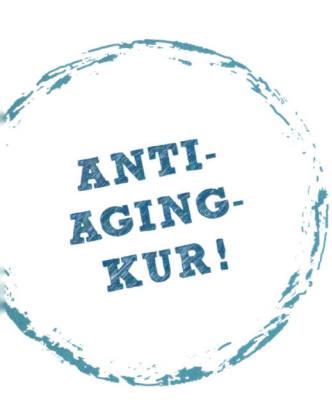

ANTI-AGING-KUR!

Das alles geschieht natürlich auch bei einer Dauerdiät. Allerdings mit einem zentralen Unterschied: Nach spätestens zwei Wochen wirkt die Diät auf den Körper so bedrohlich wie eine Hungersnot. Der Kopf schaltet sein Krisenmanagement ein und drückt zur Vorsicht die Energiespartaste. Weil es ja sein könnte, dass man mit seinen Vorräten lange auskommen muss, wird der Kalorienverbrauch gedrosselt. Ist außerdem zu wenig Eiweiß im Diätangebot, werden die Vorräte geplündert. Dann schrumpfen die Muskeln, und der Energieverbrauch sinkt noch weiter.

Hält die Hungerphase wie bei der 5:2-Diät nur kurze Zeit an und kommt genügend Eiweiß auf den Teller, setzen diese Notmechanismen gar nicht erst ein. Im Gegenteil: Der Körper schaltet bei Esspausen auf Aktivität und schickt uns mit verstärkter Motivation los, bald wieder etwas Genießbares zu besorgen.

DER NEUE WEG

Die 5:2-Diät weist einen neuen Weg zur guten Figur und zur besseren Gesundheit. Eine Chance für alle, die schnelle Erfolge sehen möchten.

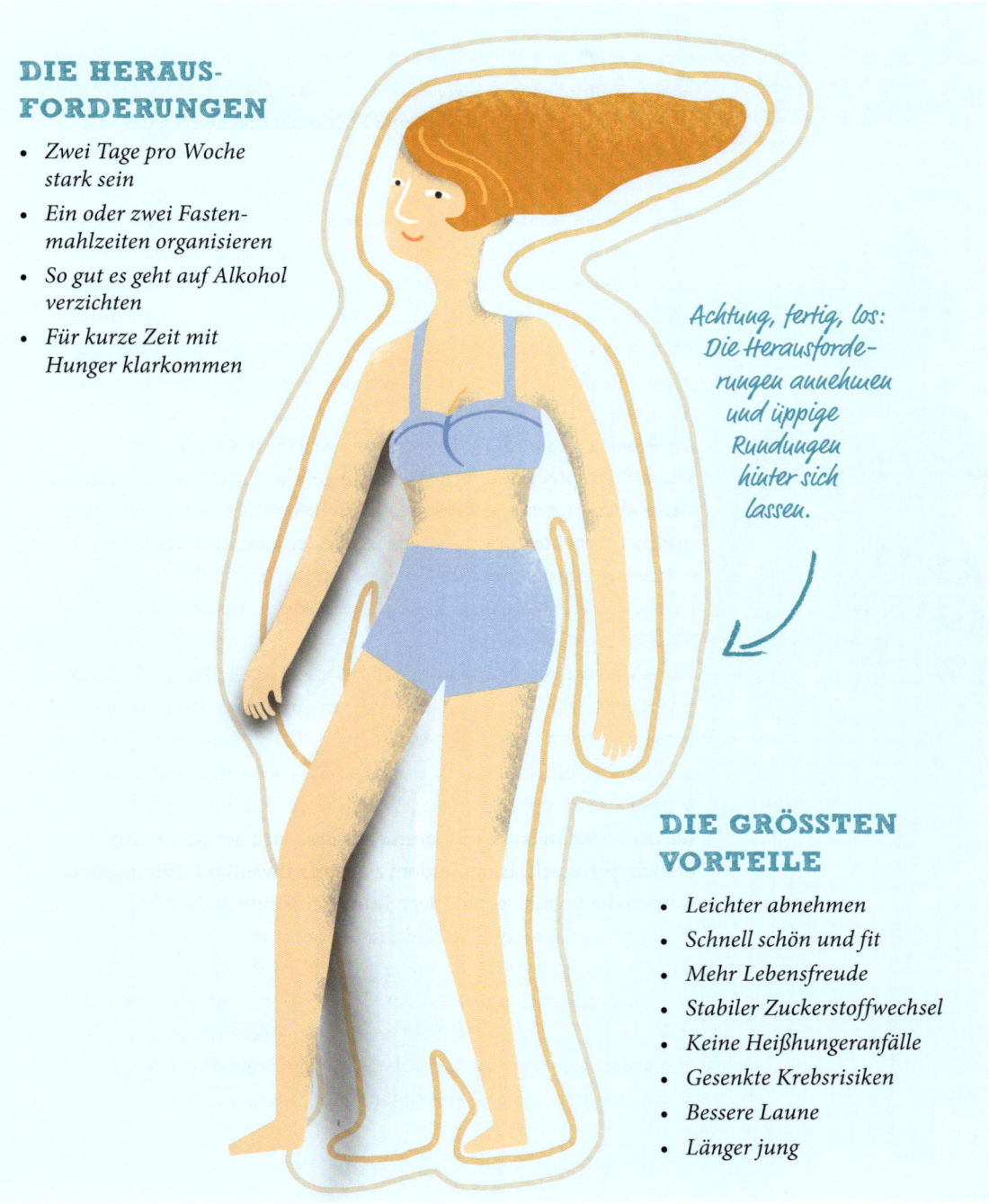

DIE HERAUS-FORDERUNGEN

- *Zwei Tage pro Woche stark sein*
- *Ein oder zwei Fasten-mahlzeiten organisieren*
- *So gut es geht auf Alkohol verzichten*
- *Für kurze Zeit mit Hunger klarkommen*

Achtung, fertig, los: Die Herausforde-rungen annehmen und üppige Rundungen hinter sich lassen.

DIE GRÖSSTEN VORTEILE

- *Leichter abnehmen*
- *Schnell schön und fit*
- *Mehr Lebensfreude*
- *Stabiler Zuckerstoffwechsel*
- *Keine Heißhungeranfälle*
- *Gesenkte Krebsrisiken*
- *Bessere Laune*
- *Länger jung*

VOM KUGELBAUCH ZUM WASCHBRETT
ALLES NUR EINE FRAGE DER
— FETTVERTEILUNG —

Welche Frau möchte nicht leichtfüßig sein, ein elfengleiches Wesen mit biegsamer Taille? Und wo ist der Mann, der seinen Kugelbauch nicht jederzeit gegen eine Waschbrettversion tauschen würde? 5:2 hilft.

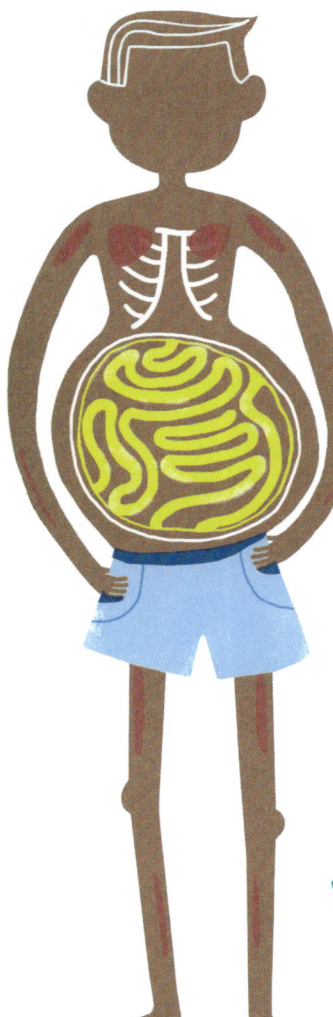

Die individuellen Gründe für Übergewicht sind vielfältig, doch am Ende läuft es fast immer auf dieselben zwei elementaren Ursachen hinaus: zu viele Kalorien und zu wenig Bewegung. In modernen Industriegesellschaften leben die meisten Menschen – jedenfalls, was die Menge der angebotenen Esswaren angeht – im Überfluss. Und weil uns immer mehr Technik die Arbeit erleichtert und damit Muskelkraft spart, verbrennen wir immer weniger Energie.

Kann jeder schlank werden?

Überschüssige Pfunde mag niemand. Mit der 5:2-Diät ist es leichter denn je, sie loszuwerden. Bis auf ganz wenige Menschen weltweit, die durch eine ererbte Stoffwechselstörung krankhaft dick sind, kann es jeder schaffen, der sich ein Herz fasst und auf zwei Fastentage pro Woche einsteigt. Einzige Voraussetzung: Er ist gesund, und der Arzt stimmt zu.

Bei den meisten von uns schwinden die Pfunde durch die einfache und praktikable Methode verblüffend schnell. Nur bei einigen wenigen dauert es leider etwas länger, bis Fastentage und Bewegung wirken. Der Grund: Es gibt Unterschiede in Stoffwechsel und Körperbau, die beim Abnehmen deutlich werden. Nahezu jeder kennt ein paar ausgesprochen magere Menschen, die zeitlebens dünn bleiben. Sie sind wahrscheinlich in der Lage, überschüssige Energie als Wärme abzugeben. Tritt jemand mit solchen Anlagen mal kurz auf die Kalorienbremse, purzeln die Pfunde wie von selbst.

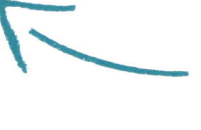

Normales Gewicht, aber dünne Gliedmaßen, und anstelle der Taille eine Kugel? Hier lauert ein Gesundheitsrisiko.

Andere, athletisch gebaute Menschen mit vielen Muskeln, nehmen schnell ab, wenn sie Sport treiben. Und wieder andere, die einen bewegungsarmen Lebensstil pflegen, tun sich beim Abnehmen eher schwer, denn ihr Stoffwechsel hat einen ausgeprägten Hang zum Energiesparen.

Dick ist relativ

Bei gleichem Gewicht tragen wir, je nach Körperform, ganz unterschiedliche Gesundheitsrisiken in uns. Über runde Schenkel, pralle Oberarme und einen ausladenden Po mag man vielleicht nicht gerade glücklich sein. Aber wenn es allein ums Wohlbefinden geht, kann man es sich leisten, darüber großzügig hinwegzusehen. Anders ist es, wenn dort, wo früher die Taille war, eine Kugel herangewachsen ist. Sitzt viel Fett am Bauch, obwohl Arme und Beine sehr schlank oder sogar mager sind? Dann wird es Zeit für die 5:2-Diät, um das Fettpolster wieder loszuwerden. Fettzellen am Bauch benehmen sich wie eine Hormonfabrik, und wenn es zu viele werden, bringen sie den Zucker- und Fettstoffwechsel ganz schön durcheinander. Dann produziert der Körper Botenstoffe (Zytokine), die wie ein Brandbeschleuniger überall im Körper Entzündungen in Gang setzen. Verhärtete Arterien, Bluthochdruck und Herzerkrankungen, sogar Krebs und vorzeitige Alterung sind die Folgen.

Schlanke leben gesund?

Auch Fett, das sich unbemerkt im Körper sammelt, kann ein Gesundheitsrisiko sein. Betroffen ist eine kleine Gruppe von Normalgewichtigen, die ihre Fettansammlungen gar nicht bemerken, deren Laborwerte aber auf ein Risiko hindeuten. Beim Blick ins Innere des Körpers dieser äußerlich Schlanken haben Forscher auch Menschen gefunden, deren Organe von erheblichen Fettpolstern belagert werden. Als „dicke Dünne" bezeichnet man vor allem normal- bis untergewichtige Zeitgenossen, die sich so wenig bewegen, dass ihre Muskeln kaum noch ins Gewicht fallen. Weil sie viel Zucker und Fett essen, ist ihr Stoffwechsel so belastet wie der eines stark Übergewichtigen. Diese kleine Gruppe setzt besser nicht auf die 5:2-Diät, sondern startet mit viel Bewegung und ballaststoffreichem gesundem Essen (Rezepte ab Seite 106) in einen neuen Lebensstil. Straffe Bauchmuskeln allein helfen ihnen jedoch nicht.

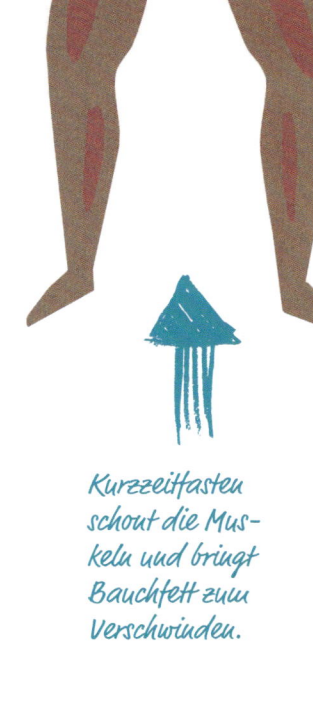

Kurzzeitfasten schont die Muskeln und bringt Bauchfett zum Verschwinden.

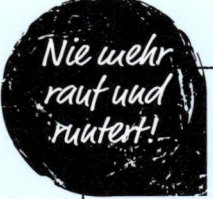
Nie mehr rauf und runter!

Warum der Jo-Jo-Effekt ausbleibt

Jo-Jo nennt der Volksmund das Rauf und Runter der Kilos nach jedem neuen Diätversuch. Wer schon einmal abgenommen hat, weiß, dass es nicht einfach ist, das erreichte Gewicht zu halten. Man muss nur in die Zeitung sehen: Trotz Ernährungscoach, eigenem Koch und Personal Trainer sind nicht einmal Film- und Fernsehstars dagegen gefeit, wieder kräftig zuzunehmen. So viel zum Trost. Tatsächlich muss jeder, der Pfunde verliert, damit rechnen, dass neben dem Fett auch Muskeln verschwinden. Dann sinkt der Kalorienbedarf. Bei der 5:2-Diät ist das Risiko allerdings viel geringer als bei anderen Methoden.

Die 5:2-Strategie stoppt den Wiederanstieg des Körpergewichts durch drei Effekte:

1. Die gute Versorgung mit hochwertigem Eiweiß bremst den Verlust an Muskulatur.

2. Lange Esspausen regulieren den Zuckerstoffwechsel.

3. Das Suchtverhalten nach Zucker, Fett und Salz wird ausgebremst. Die abgestumpften Belohnungssysteme im Gehirn können sich erholen, man wird wieder besser satt.

Wer nach dem 5:2-Erfolg auf Dauer schlank bleiben will, sollte Wert auf magere, eiweißreiche Nahrung legen, viel Vollkorn und Gemüse essen, aber Fettes und Süßes so gut es geht meiden. Auch das Timing der Mahlzeiten spielt eine Rolle bei der langfristigen Gewichtsregulation. Lieber frühzeitig zu Abend essen und spät frühstücken, damit die allnächtliche Fastenzeit möglichst lang gerät und dem Stoffwechsel genug Zeit bleibt, sich vom Essen zu erholen.

GENUSS UND AUSGLEICH

Eins ist klar: Auch nach dem Ende einer erfolgreichen Diät will es sich jeder mal gut gehen lassen und bei einem leckeren Essen ordentlich zulangen oder, wenn das Leben wieder mal gemein war, sich süße Trostkalorien gönnen. Das ist gar nicht schlimm, weil man kalorienreiche Genusstouren mit einem Fastentag leicht wieder ausgleichen kann. Auch Berufstätige, die häufig essen gehen oder unterwegs auf Imbiss-Restaurants angewiesen sind, profitieren von einzelnen Fastentagen, wenn sich ein Überhang an Kalorien auf der Waage zeigt. So bleibt das Kalorienkonto im Lot.

Mit 5:2 gegen Jo-Jo-Pfunde: Immer wenn der Gürtel plötzlich wieder enger sitzt, einen oder zwei Fastentage einlegen.

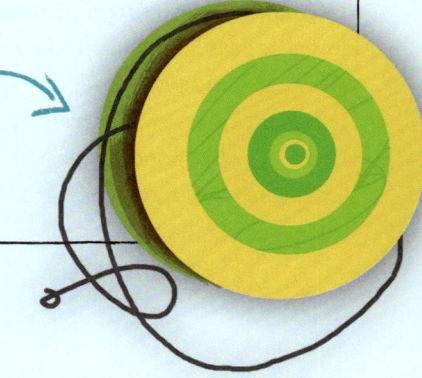

Der ganze Körper mit seiner vielfältigen Muskulatur muss trainiert werden, damit die Polster im Inneren verschwinden.

Muskeln sind vor allem für Männer wichtig. Nicht nur, weil das starke Geschlecht mit Bizeps und Sixpack bei Frauen besser ankommt, sondern auch, weil Männer ein deutlich höheres Risiko für Herzerkrankungen tragen. Überschreiten sie ihren Grenzwert von 102 Zentimetern Bauchumfang, erkranken sie häufiger als Frauen in ihrer Risikozone über 88 Zentimeter. Zumindest einen Vorteil hat das Bauchfett jedoch: Im Gegensatz zum Fett unter der Haut greift der Körper in Fastenzeiten extrem schnell auf diese Energiepolster zurück – ein dicker Bauch schwindet bei der 5:2-Diät deshalb schneller als ein dicker Po. Immerhin etwas!

Einfach dranbleiben

Wenn faule Muskeln schlappmachen und Fett einlagern, sinkt bei Männern und Frauen der Testosteronspiegel und damit die Fähigkeit, Muskeln aufzubauen. Zum Glück kann man die Hormonproduktion wieder anschieben – mit der 5:2-Diät plus Muskeltraining. Dafür braucht man etwas Geduld. Denn in den ersten Wochen verbessert sich vor allem die Koordination, erst etwa ab der vierten Woche beginnt der Muskelaufbau, der dem Körper wiederum hilft, mehr Testosteron zu produzieren, und damit das Abnehmen entscheidend unterstützt. Also nicht aufgeben, ab dem zweiten Monat geht es richtig los!

Fettes Risiko

Weniger schnelle Kohlenhydrate ...

Menschen, die einen empfindlichen Zuckerstoffwechsel geerbt haben, kommen mit den Luxuskalorien von Zucker und Fett besonders schlecht zurecht. Ihr Körper reagiert dann mit einem spontan hochschießenden Insulinspiegel auf die schnellen Kohlenhydrate. Diese sogenannten „Insulinspitzen" sind es, die hungrig machen und am Ende auch dick. Insulin ist ein Hormon mit vielen Aufgaben. Eine davon: Wenn sich Zucker im Blut anhäuft, schöpft es ihn ab. Dann öffnet es wie mit einem Schlüssel die Tür zur Fettzelle und schaufelt die Energie als Vorrat für Hungerzeiten dort hinein. Je weniger man also von dem Botenstoff abruft, desto kleiner die Fettdepots. Die Fastentage mit dem Verzicht auf Kohlenhydrate legen den Schalter in den Zellen um und beruhigen den Zuckerstoffwechsel.

MIT MASSBAND UND TABELLE:
WIE DICK IST EIGENTLICH ZU DICK?

Bevor man in die Diät einsteigt, überlegt man sich am besten, wie viele Pfunde schwinden sollen. Bin ich übergewichtig, vielleicht sogar fettleibig? Oder habe ich Normalgewicht und muss gar nicht abnehmen?

Früher ermittelten Fachleute das sogenannte Normalgewicht nach der einfachen Broca-Formel: „Körpergröße in Zentimetern minus hundert". Für das Idealgewicht zogen Männer von dieser Zahl nochmals 10, Frauen 15 Prozent ab. Kleine Menschen und muskulöse, durchtrainierte Typen sind jedoch nach dieser Formel fast immer übergewichtig, hochgewachsene Menschen dagegen viel zu selten. Für wissenschaftliche und statistische Zwecke entwickelten Gesundheitsexperten daher inzwischen eine ganze Reihe weiterer Methoden, um herauszufinden, ob ein Mensch zu schwer oder zu fett ist. Besonders verbreitet ist der Body-Mass-Index (kurz BMI), dessen Formel eine Kennzahl für die Körpermasse liefert. Praktische Hilfen für die Berechnung des Body-Mass-Index finden Sie an vielen Stellen im Internet. Falls Sie lieber den Taschenrechner zücken möchten, lautet die Formel: Körpergewicht in Kilogramm geteilt durch Körpergröße in Metern zum Quadrat, also

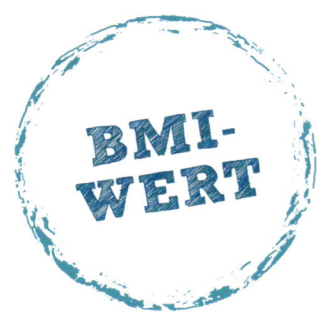

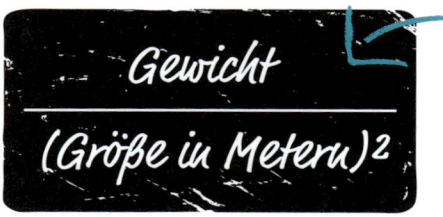

$$\frac{Gewicht}{(Größe\ in\ Metern)^2}$$

zum Beispiel: 60 kg geteilt durch (1,65)². Das Ergebnis in diesem Beispiel wäre ein BMI von 22.

Man hütet sich besser davor, das eigene Idealgewicht an strengen medizinischen Normen festzumachen, schließlich ist jeder Mensch anders. Zudem sagt der Body-Mass-Index nur etwas über das gesamte Körpergewicht aus. Er berücksichtigt weder den individuellen Körperbau noch die Verteilung von Körperfett und Muskelmasse.

Genau hinschauen

Geht es um die Gesundheit, sind BMI und die Pfunde auf der Waage weniger wichtig als der Taillen- und Hüftumfang. Denn die Fettzellen im Bauch können den Stoffwechsel schwer belasten. Sie bilden deutlich mehr Botenstoffe und Hormone als gewöhnliche Fettzellen. Was tun? Sich nackt vor den Spiegel stellen und kritisch hingucken. Konzentriert sich das Fettgewebe vorwiegend am Bauch, ist Abnehmen für die Gesundheit wichtiger als bei Speckpolstern, die sich an Hüften und Schenkeln zeigen. Bei leichtem Übergewicht mit einem BMI zwischen 25 und 30 entscheidet der Taillenumfang darüber, ob eine Diät gesundheitlich notwendig ist.

Body-Mass-Index	♂	♀
Untergewicht	unter 20	unter 19
Normalgewicht	20 – 24,9	19 – 23,9
Leichtes Übergewicht	25 – 29,9	24 – 28,9
Starkes Übergewicht	30 – 40 und darüber	29 und darüber

DAS VERHÄLTNIS TAILLE ZU HÜFTE

Schöne Frauen haben eine schlanke Taille und attraktive Kerle einen Waschbrettbauch. Ob alles im grünen Bereich ist, erfahren Sie, wenn Sie ein Maßband zücken. Messen Sie Ihre Taille im Stehen. Legen Sie dazu das Band in der Mitte zwischen dem unteren Rippenbogen und dem oberen Rand des Beckenknochens um den Leib. Bei den meisten Menschen befindet sich die Messstelle etwa in Höhe des Bauchnabels. Anschließend messen Sie den Umfang der Hüfte an der breitesten Stelle des Becken-Gesäß-Bereichs. Jetzt nehmen Sie den Taschenrechner und teilen den Taillenumfang (in cm) durch den Hüftumfang (in cm). Das Ergebnis nennen Amerikaner Waist-Hip-Ratio, also Taille-Hüfte-Verhältnis. Gute Werte liegen für Frauen unter 0,8, für Männer unter 0,9. Ihr Bauch ist perfekt, wenn das Ergebnis unter 0,5 liegt – bei schlanken Menschen über 50 Jahre liegt dieser Idealwert etwa bei 0,6.

Grober Anhalts-punkt für normales Körpergewicht: ein Body-Mass-Index von 20 bis 25.

DURCHHALTETAKTIK
SCHREIB DAS AUF!

Kleine Kniffe, großer Effekt: Notieren Sie vor dem Start in die Diät den errechneten Idealwert und Ihre Ziele. Das hilft beim Durchhalten.

FÜR DIE PINNWAND

Es ist der kleine Schritt vom Denken zum Schreiben zum aktiven Handeln, der später den Unterschied ausmacht. Wer zum Beispiel mithilfe des Computers Texte schreibt, notiert seinen errechneten Idealwert (s. S. 20) und druckt die Seite am besten in schönen Großbuchstaben aus. Dann ran damit an die Pinnwand.

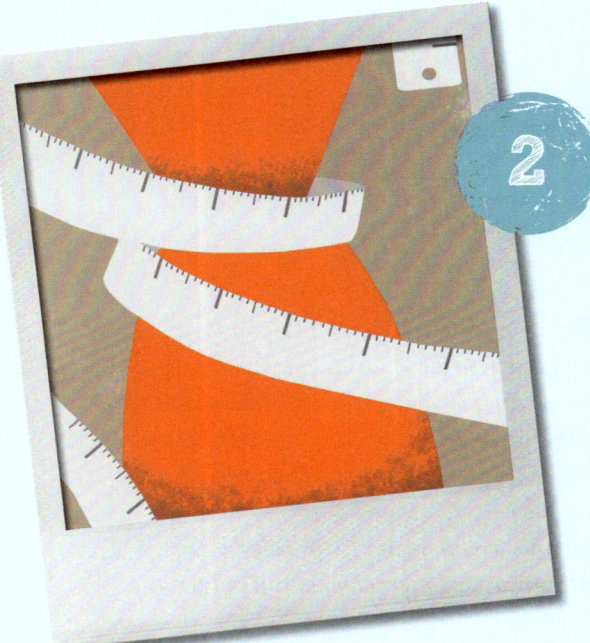

KÖRPERMITTE UND KILOS

Soll die Taille ein paar Zentimeter schmaler werden, gleich auch das gewünschte Taille-Hüfte-Verhältnis aufschreiben (s. S. 21). Steht alles schwarz auf weiß auf dem Papier, kann das neue Leben mit der 5:2-Diät beginnen.

LUSTVOLL WEITERMACHEN

Auch die Veränderungen sollten Sie eintragen. Und wenn es einmal so aussieht, als würde man den Drive verlieren, schaut man einfach auf die eigenen Zielvorgaben. Oft bemerkt man erst dann, wie viel man mit der 5:2-Diät schon erreicht hat und dass es vielleicht zum großen Erfolg nur noch ein kleiner Schritt ist. Also lustvoll weitermachen!

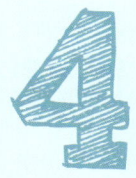

4 DIE LATTE NICHT ZU HOCH HÄNGEN

Mit ihren zwei Fastentagen pro Woche hilft die 5:2-Diät beim zügigen Abnehmen. Der Erfolg kommt also in der Regel sehr schnell. Trotzdem die Ziele nicht gleich zu hoch stecken und als Zielvorgabe ein paar Kilos weniger notieren. So kann man sich schneller über das Erreichte freuen.

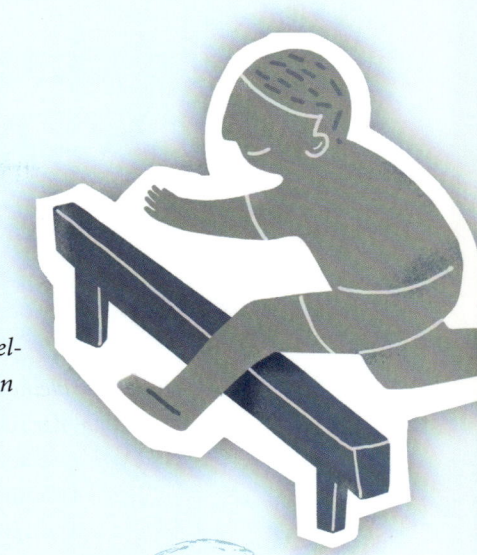

AUF JEDEN FALL BEWEGUNG EINPLANEN 5

Wer seine Muskeln spielen lässt, krault sein eigenes Wohlfühlzentrum und wird vom Gehirn dafür belohnt. Schon kleine Anstrengungen entspannen und machen gute Laune. Deshalb auch notieren, wie man den eigenen Körper in Schwung bringen möchte.

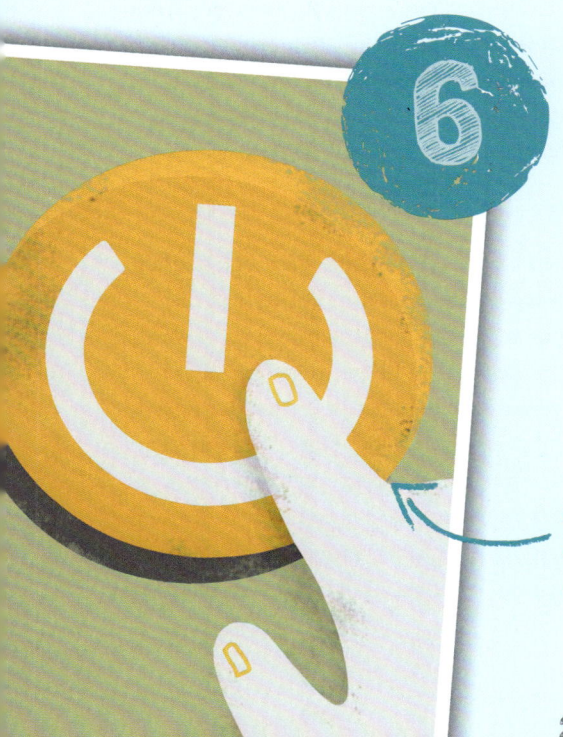

6 BILDSCHIRM AUS

Unterhaltungsmedien sind aus unserem Alltag nicht mehr wegzudenken. Es lohnt sich aber, die Zeit vor dem Computer oder dem Fernseher bewusst zu begrenzen. Dann hat man es beim Abnehmen leichter. Also schriftlich ein Limit setzen. Ist der Kasten erst einmal aus, stellt sich die Lust, aktiv etwas zu unternehmen, von selbst ein.

Ein Klick genügt, und schon hat man wieder Zeit, aktiv zu sein. Das Bauchfett verschwindet ruck, zuck.

HARTE KERLE UND SCHÖNE FRAUEN
FÜR WEN IST DIE 5:2-DIÄT
GEEIGNET?

Manchmal ist Abnehmen ein Zaubermittel. Aber nicht immer. Wie 5:2 auf harte Kerle und schöne Frauen wirkt, wann der richtige Zeitpunkt zum Einstieg ist, und wie man aus jeder Lebenslage das Beste macht.

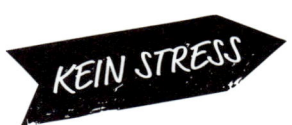

Alle Klamotten klemmen, die Rollen rund um die Taille müssen endlich weg! Aber der Job stresst und die Alltagssorgen drücken? Gerade weil oft eine Überbelastung Schuld an den überschüssigen Pfunden trägt, würde man sich in einer solchen Situation mit einem Abnehmprogramm nur zusätzlich unter Druck setzen. Deshalb ist es gut, vor dem Einstieg ein paar Stressfaktoren zu beseitigen. Am besten man redet über seine Probleme. Oft führt schon eine einzige Aussprache zum Erfolg, weil bis dahin in der Umgebung einfach niemand so richtig bemerkt hat, wie viel sich derjenige aufgebürdet hat. Klappt das nicht, braucht man Hilfe. Je nachdem wo die Probleme liegen, den großen Familienrat einberufen, zum Chef oder zum Betriebsrat gehen. Auch ein Anruf bei der Krankenversicherung ist zu empfehlen: Dort wird gutes Anti-Stress-Training inzwischen als Präventionsmaßnahme anerkannt und finanziell bezuschusst. Erst wenn die Belastungen etwas nachgelassen haben, ist es an der Zeit, mit der 5:2-Diät an den Start zu gehen. Viel Erfolg!

Endlich ein Kind!

Immer mehr Paare warten ungeduldig darauf, dass sich endlich ein Baby ankündigt. Üppige Rundungen und Polster um die Taille machen es jedoch nicht immer leicht, schwanger zu werden. Wenn die Gene ungünstig stehen und Bewegungsmangel den Stoffwechsel empfindlich macht, produzieren Fettpolster falsche Hormone, die das Gleichgewicht im Körper einer Frau aus dem Lot bringen können. Über eine Reihe von Klicks im Stoffwechsel entsteht dann ein Überschuss an männlichen Geschlechtshormonen (Androgene), der vor allem die Fruchtbarkeit behindert. Wenn aber die Pfunde nach ein paar Wochen 5:2-Diät plus regelmäßiger

Bewegung schwinden, steigen die Chancen, schwanger zu werden, erheblich. Und mit dem Gewicht sinkt auch das Risiko einer Fehlgeburt – um bis zu 40 Prozent.

5:2 MACHT MÄNNER SEXY

Männer, die gern Vater werden wollen, sollten sich ein Sixpack zulegen. Denn je straffer die Taille, desto besser die Performance. Übergewicht und Bewegungsmangel schaden der Potenz Kann nach dem Abnehmen der Gürtel enger geschnallt werden, steigt auch der Spaß im Bett. Guter Sex hat nämlich neben vielen anderen Dingen auch etwas mit perfekter Durchblutung zu tun. Dabei zeigt der Penis wie ein Barometer den Zustand der Blutgefäße an. Werden sie unter dem Einfluss vieler Bauchfettzellen eng, fließt nicht mehr genug Blut in die Schwellkörper des guten Stücks. Aber das kann sich ganz schnell wieder ändern.

GEMEINSAM FIT UND FRUCHTBAR

Wenn Paare sich ein Kind wünschen, tun sie also gut daran, mal auf die Waage zu steigen. Wandert der Zeiger allzu sehr in den roten Bereich, einfach mit der 5:2-Diät gemeinsam ein paar Kilos abnehmen. Das belebt das Liebesleben und steigert die Fruchtbarkeit. Vielfach lässt sich die Sehnsucht nach einem Kind dann ohne hohe Kosten und nervigen Medizin-Marathon erfüllen. Frauen, die nicht nur propper, sondern deutlich übergewichtig sind, erhöhen ihre Aussicht, ein Kind zu bekommen, wenn sie etwa zehn Prozent von ihrem Gewicht abnehmen. Ist das Wunsch-

Oh Baby!

Schon im Mutterleib benachteiligt

Mehr als ein Drittel aller Frauen im gebärfähigen Alter sind übergewichtig. Werden sie schwanger, gefährden sie nicht nur sich selbst, sondern auch ihr heranwachsendes Baby. Übergewicht ist ein zentraler Risikofaktor für die Entstehung eines Schwangerschaftsdiabetes, der – wird er nicht erkannt und behandelt – mit einer regelrechten „Glukosemast" des Ungeborenen einhergeht. Die Kinder leiden später oft unter stärkerem Hunger und plagen sich mehr mit Gewichtsproblemen als die Nachkommen normalgewichtiger Frauen. Also, liebe Mütter in spe: Falls es nötig sein sollte, abnehmen, bevor ein Kind kommt!

Liebesbeweise entspannen

Kuschel

Streicheln und freundliche Worte beruhigen, das kennt jeder. Bei Kindern und Erwachsenen mindern Liebesbeweise den Stress und entspannen. Dahinter steckt der Nervenbotenstoff Oxytocin: Tierversuche zeigen, dass Streicheleinheiten die Produktion des Botenstoffs massiv erhöhen. Das wiederum beeinflusst unsere Gefühle, beruhigt, schafft Vertrauen und sorgt dafür, dass wir uns dem Partner und der Familie nahe fühlen. Das Beste daran: Oxytocin wirkt aufs Fettgewebe und mobilisiert gerade die Polster an Po und Schenkeln, die sonst nur schwer zu beeinflussen sind. Fazit: Wer öfter mal kuschelt, kommt mit Stress besser zurecht und hat es beim Abnehmen mit der 5:2-Diät leichter.

Ausnahmsweise Vitaminpillen! Ultrawichtig, wenn Frauen abgenommen haben und sich jetzt ein Kind wünschen.

gewicht erreicht, nicht gleich die Verhütungsmittel absetzen, sondern mindestens drei Monate warten, bis sich der Stoffwechsel erholt hat.

ERST DAS VITAMIN, DANN EIN KIND

Frauen, die nach erfolgreicher Diät endlich schwanger werden möchten oder diese Möglichkeit für sich auch nur einkalkulieren, sollten jetzt unbedingt auf eine gute Vitaminzufuhr achten und vor allem eine unzureichende Versorgung mit Folsäure vermeiden. Die Deutsche Gesellschaft für Ernährung (DGE) rät, zur Sicherheit ein Vitaminpräparat einzunehmen, das eine Tagesdosis von mindestens 400 Mikrogramm vom B-Vitamin Folat enthält. Wichtig: Auch wenn das Timing etwas schwierig ist, sollten die ersten Pillen spätestens vier Wochen vor Beginn einer Schwangerschaft geschluckt und die Dosis während des ersten Drittels der Schwangerschaft beibehalten werden. Der Grund für eine solche Vorsichtsmaßnahme: Man will das ungeborene Kind vor Fehlbildungen schützen. Außerdem schätzen Experten, dass etwa jede zwanzigste Frau von einer ererbten Besonderheit betroffen ist. Sie benötigen aufgrund ihrer Anlage viel mehr von diesem B-Vitamin, können ihren Bedarf aber durch Nahrungsmittel allein nicht decken. Weil der Arzt das nicht feststellen kann, rät man Frauen mit Kinderwunsch generell zu einem Präparat.

DIE LEBENSPHASEN DES MENSCHEN
MÄNNER SIND SO ANDERS,
— FRAUEN AUCH! —

Auch körperliche Veränderungen, die bei uns allen im Lauf des Lebens eintreten, können die Zeiger der Waage nach oben oder unten bewegen.

Wenn Frauen zunehmen

Pubertät, Jugend, Lebensmitte – in jedem Alter nehmen Hormone Einfluss auf das Körpergewicht. Niemand kann diesen Umstellungsphasen des Körpers entgehen, doch mit unerwünschten Pfunden muss man sich nicht abfinden.

PUBERTÄT

Wenn die Eierstöcke beginnen, die weiblichen Geschlechtshormone Östrogen und Gestagen zu bilden, runden sich Brüste und Po. Um mehr Fett für die Fruchtbarkeit speichern zu können, drosselt der Körper die Energiezufuhr am Muskel. Tut er das jedoch zu heftig, nehmen Mädchen ganz plötzlich zu.

Was man tun kann: Vor allem geduldig sein, die Gewichtszunahme verliert sich meist von selbst. Erst ab Mitte 20 hat sich der Stoffwechsel komplett stabilisiert. Das beste Mittel gegen Pubertätspfunde ist Bewegung! Die 5:2-Diät aber nur nach Rücksprache mit einem Arzt starten, sonst frühestens mit 18 Jahren beginnen. Außerdem: In der Familie und im Freundeskreis jede Kritik am Aussehen junger Mädchen vermeiden. Keine Ratschläge erteilen, vor allem nicht generell zum Kaloriensparen ermutigen. Liebevolle Unterstützung, gemeinsame sportliche Aktivitäten und Bestätigung sind wichtig – sie helfen, Essstörungen zu vermeiden.

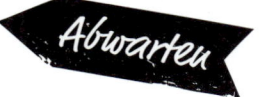

Abwarten

SCHWANGERSCHAFT

In dieser Zeit verändern 14 Hormone den Stoffwechsel der Frau. Um für das heranwachsende Leben Fettvorräte sicherzustellen, drosselt ein Wachstumshormon aus der Plazenta den Energieverbrauch. Fällt diese hormonelle Veränderung sehr stark aus, steigen die Pfunde rapide an.

GESUND VOR SCHÖN!

Wer eine der folgenden Fragen mit „Ja" beantwortet, sollte mit seinem Arzt reden und, wenn der nichts dagegen hat, mit der 5:2-Diät loslegen.

SIND DIE ELTERN DIABETIKER?

Liegt der Blutzucker-Wert über 110 mg/dl, wenn die Messung nüchtern erfolgt?

Sind Sie körperlich inaktiv und laufen weniger als 20 Minuten am Tag zu Fuß?

LIEGT DER BMI ÜBER 25?

Für Frauen:
Liegt der Bauchumfang über 88 Zentimeter?

Für Männer:
Liegt der Bauchumfang über 102 Zentimeter?

LABORWERTE

Wurden Triglyzeride über 150 mg/dl gemessen?

Für Frauen:
Liegt der HDL-Wert unter 50 mg/dl?

Für Männer:
Liegt der HDL-Wert unter 40 mg/dl?

Ist der Blutdruck höher als 130/85 mmHg?

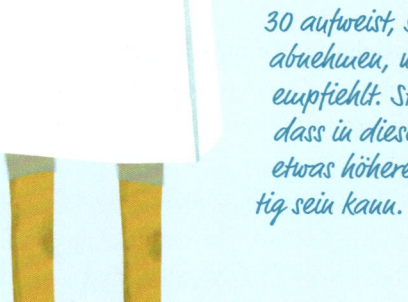

Diabetiker profitieren besonders, wenn sie sich von einem Facharzt beraten lassen. Wer älter als 65 Jahre ist und einen BMI zwischen 25 und 30 aufweist, sollte auch nur abnehmen, wenn der Arzt es empfiehlt. Studien zeigen, dass in diesem Alter ein etwas höheres Gewicht günstig sein kann.

Was man tun kann: Zuerst einmal nachfragen, wie viel die eigene Mutter in der Schwangerschaft zugenommen hat. Wenn es mehr als 16 Kilo waren, mit dem Gynäkologen über das Risiko von Übergewicht in der Schwangerschaft sprechen und überlegen, ob im Rahmen der 5:2-Diät Fastentage angebracht sind. Ansonsten regelmäßig wiegen, auf keinen Fall für zwei essen und sich sehr viel bewegen. Die Fettmenge im Essen beachten, vor allem aber schnelle Kohlenhydrate aus Süßigkeiten, hellem Brot und den vielen Snack-artikeln meiden.

WECHSELJAHRE

In den Jahren zwischen 40 und 60 fallen die Spiegel der Sexual-hormone Östrogen und Testosteron deutlich ab. Durch den Verlust an Testosteron geht auch Muskelmasse verloren. Typisch, wenn der Testosteronspiegel zu sehr absackt: Der Po wird flacher, die Schen-kel schmaler, dafür entstehen Fettpolster dort, wo früher einmal die Taille war.

Was man tun kann: Hier hilft die 5:2-Diät kombiniert mit Muskeltraining. Also ein- bis zweimal pro Woche systematisch trainieren, um die Muskulatur zu fördern. Die Trainingspläne regelmäßig anpassen, weil der Körper etwa alle drei Monate neue Reize braucht. Durch die 5:2-Diät und den Sport werden Wachs-tums- und Sexualhormone ausgeschüttet, die Körper und Geist jung halten.

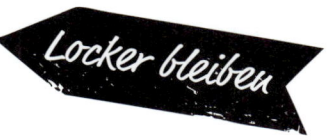
Locker bleiben

Wenn Männer zunehmen

Wachsende Speckfalten sind selten besonders sexy. Je nach Lebens-alter haben sie ganz unterschiedliche Gründe.

PUBERTÄT

Die Testosteronausschüttung nimmt langsam zu; das Hormon steuert den Stimmbruch, lässt den Bart sprießen und sorgt für typisch männliche Körperproportionen, Muskeln und Brust-behaarung. Viele Jungen werden in der Pubertät schlanker, weil sie Sport treiben und Testosteron die Muskulatur aufbaut. Bewegen die Jungen sich jedoch wenig und essen bzw. trinken viel Süßes und fette Snacks, läuft der Zuckerstoffwechsel aus dem Ruder. Dann steigt der Insulinspiegel, und es werden mehr Fettreserven angelegt.

Was man tun kann: Oft löst sich das Problem mit dem nächsten Wachstumsschub ganz von allein. Ansonsten zu mehr Bewegung ermuntern. Mit der 5:2-Diät nur eingreifen, wenn ein Kinder- und Jugendarzt es ausdrücklich befürwortet.

JUNGES ERWACHSENENALTER

Hat die Testosteronausschüttung ihren Höhepunkt überschritten, kann übermäßiges Essen und eine sitzende Lebensweise einen relativen Testosteronmangel erzeugen. Dann schwindet die Muskulatur, der Energieumsatz sinkt, und das Gewicht steigt an.

Was man tun kann: Jungen übergewichtigen Männern hilft die 5:2-Diät in Verbindung mit reichlich Bewegung und Muskelaufbau außerordentlich schnell und effizient. Der Grund: Männer haben es beim Abnehmen mit der 5:2-Diät noch leichter als Frauen, weil ihre Muskeln effektiver arbeiten. Es beschleunigt ihren Abnehmerfolg zusätzlich, wenn sie den Alkoholkonsum reduzieren.

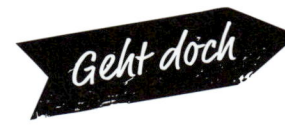
Geht doch

AB DEM 35. LEBENSJAHR

Der Spiegel der männlichen Hormone fällt jetzt langsam wieder ab. Parallel dazu steigt oft das Körpergewicht. Bei etwa jedem 5. Mann zwischen 60 und 80 wird ein gravierender Testosteronmangel vermutet, der die Muskulatur schwinden lässt, den Grundumsatz senkt, die Lust am Sex stört und das Gewicht steigert.

Was man tun kann: In die 5:2-Diät einsteigen und zusätzlich die Muskeln spielen lassen. Regelmäßiges Krafttraining wird mit jedem Lebensjahr wichtiger. Durch den Sport steigt das Testosteron, und die Liebe macht mehr Spaß. Hormonersatz ist selten nützlich.

Sich mit Sport belohnen

Mach mich high!

Wer seine Muskeln täglich ein bisschen spielen lässt, wird vom Gehirn dafür belohnt. Schon kleine Anstrengungen entspannen – das weiß jeder, der regelmäßig walkt, läuft, skatet, Rad fährt oder rudert. Auch wenn der echte Kick, das euphorische Hoch des sogenannten „Runners High", wohl eher selten ist, lohnt es sich, beim Sport durchzuhalten. Denn regelmäßige Muskelarbeit sorgt für ausgeglichenen Appetit und ein dickes Plus beim Wohlbefinden.

WIE FÜHLT MAN SICH BEIM FASTEN?
DIE MEISTEN SIND RICHTIG
GUT DRAUF

Der Gedanke „Morgen kann ich wieder essen, was ich will!" macht 5:2 leicht. Was sind schon zwei strenge Tage gegen fünf, an denen man unbeschwert genießen kann – ohne Regeln und schlechtes Gewissen.

Fast alle, die sich ein Herz gefasst und ihre ersten beiden Fastentage hinter sich gebracht haben, erzählen, wie zufrieden und selbstbewusst sie sich nachher gefühlt haben. Hatten sie die Herausforderung erst einmal angenommen und die kalorienknappen Tage bestanden, waren sie stolz und sogar ein bisschen euphorisch. Hunger schien für sie überraschenderweise kein großes Thema. Erstaunt stellten die Betroffenen fest, dass sie weder Opfer von beißendem Heißhunger noch von Schwächeanfällen geworden waren. Sie erlebten, dass der Hunger zwar kam, aber nach kurzer Zeit auch wieder verschwand.

Wenig essen, viel trinken

Experten wundern sich nicht über die positiven Berichte. Denn Zeiten, in denen es wenig zu essen gibt, sind für uns Menschen eigentlich nichts Ungewöhnliches. Im Laufe unserer Geschichte waren Hungerperioden selbstverständlich, üppige Mahlzeiten dagegen nicht. Ein Schlaraffenland, wie es uns heute umgibt, ist für die Menschheit vollkommen neu. Unser Körper kann deshalb mit kalorienfreien Zeiten besser umgehen als mit dauerndem Essen. Wer ausreichend trinkt, kann also getrost regelmäßig ein paar Mahlzeiten auslassen, ohne sich gleich schlecht zu fühlen. Auch die Freiheit spielt eine Rolle, wenn es darum geht, mit Fastentagen Erfolg zu haben. Wer selbst aussuchen kann, was er essen möchte, hält leichter durch als jemand, dem jeder Bissen vorgeschrieben wird. Auffällig ist, dass viele nur zwei, drei einfache Lieblingsgerichte haben, die sie beim Fasten immer wieder gerne essen. Selbst wer auf ein Restaurant angewiesen ist, findet eigentlich immer eins, in dem man unkompliziert ein Stück gedünsteten Fisch mit Salat oder ein Geflügelsteak mit Gemüse bestellen kann.

Genießen erwünscht! Nie mehr Opfer, nie mehr ein schlechtes Gewissen.

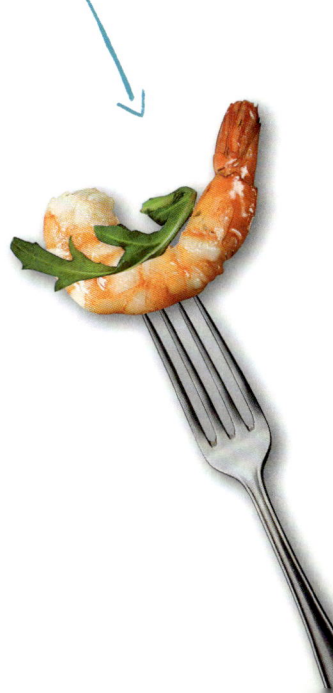

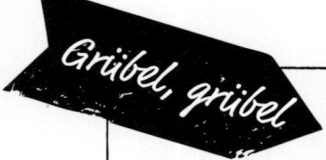

Wenn Pillen dick machen

„Ich esse nicht mehr als sonst und nehme trotzdem zu." Mancher grinst in sich hinein, wenn er solche Klagen hört. Aber es stimmt. Jenseits aller Ausreden wissen viele Unglückliche tatsächlich nicht, warum der Zeiger der Waage plötzlich immer weiter ausschlägt. Oft stecken verschreibungspflichtige Medikamente dahinter.

HUNGRIG DURCH ARZNEIMITTEL

Wer schon einmal mit kortisonhaltigen Medikamenten behandelt wurde, kennt den Effekt: Entzündungen und Schmerzen verschwinden im Nu. Kortison mildert die Nebenwirkungen einer Chemotherapie, lindert Beschwerden bei Hauterkrankungen und Asthma. Ein wunderbares Heilmittel und zugleich ein schrecklicher Dickmacher. In hoher Dosierung und über Wochen und Monate verabreicht, regt Kortison den Fettaufbau deutlich an. Als echte Plage empfinden viele den mit einer Kortisontherapie einhergehenden Heißhunger. Wer dafür anfällig ist, legt innerhalb kurzer Zeit zehn Kilo und mehr zu. Trotzdem: Kortison allein macht nicht dick. Es ist die vielfach unbewusste erhöhte Kalorienzufuhr, die sichtbare Rundungen hinterlässt. Und dagegen hilft die 5:2-Diät!

BEIPACKZETTEL LESEN

Auch Diabetes-Medikamente lassen die Pfunde steigen. Und die bei Bluthochdruck und Herzerkrankungen tausendfach eingesetzten Betablocker machen müde. Weil man sich deshalb weniger bewegt, benötigt der Körper weniger Kalorien als sonst und legt schnell ein paar Kilos zu. Die Betroffenen bemerken zwar, dass sie dicker werden, doch oft schreiben sie sich selbst die Schuld dafür zu. Wenn man jedoch ohne erkennbaren Grund zunimmt, sollte man zunächst den Beipackzettel von neu verordneten Präparaten lesen. Steht dort ein Warnhinweis, schnell zum Arzt gehen. Oft hilft ein Wechsel des Arzneimittels oder eine andere Dosis.
Wer glaubt, dass Medikamente bei ihm eine Gewichtszunahme auslösen, wartet also besser nicht lange ab, bis sich die Pfunde anhäufen. Schnell einen Termin beim Arzt machen und gleich auch fragen, ob zwei Fastentage pro Woche okay sind. Achtung: Mit der Einnahme der Medikamente nicht eigenmächtig aufhören.

Wer ohnehin mit den Pfunden kämpft, erkundigt sich vorsichtshalber bei jedem neu verordneten Arzneimittel, ob es den Appetit steigert.

Klar im Kopf und wohlgelaunt

Trotzdem fühlt sich mancher vor dem Start ein bisschen unsicher und ist dann überrascht, wie leicht es ihm fällt umzuschalten. Schon ab der zweiten Woche beginnen Kopf und Körper sich auf die Tage mit den kleinen Rationen einzustellen. Viele genießen die kalorienknappen Tage sogar, weil sie sich dann besonders aktiv fühlen, klar im Kopf, konzentriert und wohl gelaunt. Kein Wunder: Nach einer Studie an der Universität Göttingen steigt während der langen Esspausen das Gute-Laune-Hormon Serotonin im Körper an, und das Stresshormon Kortisol sinkt. Obwohl Diätwillige bei einem Vergleich zwischen 7-Tage-Dauerdiät und der 2-Tage-Diät gleichermaßen gut motiviert an den Start gingen und acht von zehn ihre Diät im ersten Monat durchhielten, empfanden die Dauerdiäter das Durchhalten als ununterbrochenen Kampf. Die Folge: Nach drei Monaten hielten sich 70 Prozent der Teilnehmer noch immer fest an die 5:2-Diät, bei der Dauerdiät waren es hingegen nur noch 40 Prozent.

Trotz der Vorteile konnten selbst Fachleute kaum glauben, wie verblüffend leicht es 90 Prozent der Abnehmkandidaten fiel, auf die 5:2-Strategie einzusteigen. Zur Freude der Ärzte und Ernährungsexperten empfanden viele die wöchentlichen Fastenzeiten nicht als Diät, die man irgendwann beendet, sondern begannen bald, sie als Lebensstil- und Langzeitprojekt in ihr Leben zu integrieren.

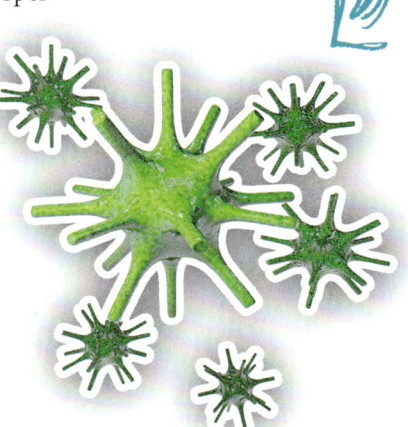

Angst, Hunger oder gute Laune: immer sind Hormone im Spiel.

Hunger stärkt die Abwehrkräfte

Manchen plagt die Angst, dass 5:2 den Körper schwächen könnte und ihn dann jede Killerbakterie, die herumfliegt, erwischt. Keine Sorge! In Hungersituationen, die für unsere Körperzellen eine Anspannung bedeuten, schüttet der Körper vorsichtshalber vermehrt Abwehrstoffe aus. Bonner Forscher haben diesen Mechanismus entdeckt und konnten zeigen, wie diese Substanzen mögliche Krankmacher zerstören: Sie lösen deren Zellwände auf. Faszinierend ist dabei, dass diese Funktion des Immunsystems direkt davon abhängt, wie viel und was wir essen. Hungrige Immunwächter wachen besser als satte.

Fasten beim Schuften

Kann man die Anforderungen des heutigen Alltags bewältigen und harte Zeiten im Job überstehen, wenn man nach 5:2-Manier fastet? Das fragen sich viele, weil es in Anleitungen zum naturheilkundlichen Heilfasten oft heißt, man soll dabei möglichst nicht arbeiten, sondern Ruhe halten und einen Leberwickel machen. Das Kurzzeitfasten der 5:2-Diät wurde jedoch von erfahrenen Diätexperten und Klinikärzten entwickelt und wirkt vollkommen anders als traditionelle Dauerfastenmethoden:

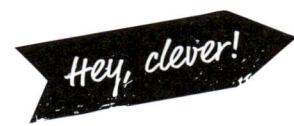

Hey, clever!

● Kleine, eiweißreiche, gut sättigende Mahlzeiten mit viel Gemüse halten den Körper so fit, dass viele sagen, sie würden an Fastentagen doppelt so produktiv arbeiten wie sonst.

Dahinter steckt wohl eine Kombination aus höherer Konzentrationsfähigkeit, geringerer Empfänglichkeit für Ablenkungen und einfach mehr Zeit, weil sich der Aufwand fürs Kochen und Essen reduziert.

Nur etwa drei Prozent der Betroffenen klagen über eine geringere Konzentrationsfähigkeit. Es kann jedoch gut sein, dass bei dieser Minderheit auch die Erwartungshaltung eine Rolle spielt. Wenn man daran glaubt, es müsse einem flau werden, erlebt man solche Gefühle viel eher, als wenn man auf die eigene Leistungsfähigkeit vertraut. US-amerikanische Studien konnten jedenfalls keinen Abfall der geistigen Leistungsfähigkeit feststellen. Im Gegenteil, alle, die ein paar Wochen lang zwei Fastentage eingehalten hatten, erzählten, sie hätten sich gut daran gewöhnt und fühlten sich im Beruf aktiver und leistungsfähiger als in der Zeit vor der 5:2-Diät.

Ohnehin ist Arbeit eine wunderbare Ablenkung, wenn der Magen zu den gewohnten Zeiten doch einmal knurrt.

Die Voraussetzung für eine gute Kondition beim zweitägigen Fasten ist eine ausreichende Versorgung mit Flüssigkeit. Also selbst wenn es im Job hoch hergeht, das Trinken nicht vergessen. Eine Tasse Brühe zum Beispiel wärmt mittags den Magen und versorgt den Körper nahezu kalorienfrei mit der auch beim Fasten notwendigen Prise Kochsalz, weil bei manchem sonst der Blutdruck absinkt.

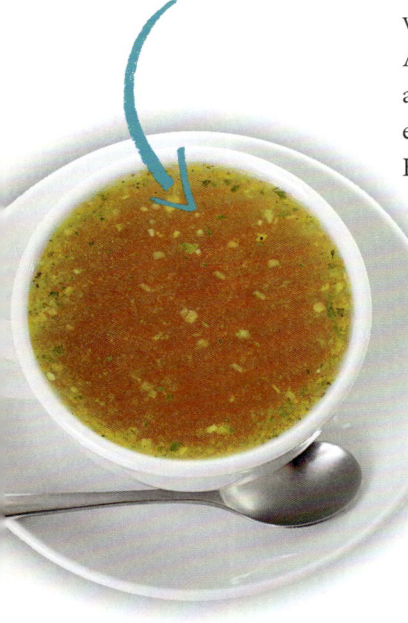

Schöner Schluck: Heiße Brühe besänftigt den knurrigen Magen und stabilisiert den Blutdruck.

MIT 5:2 MEHR SPASS AN BEWEGUNG
UNGLAUBLICHER LOHN FÜR
— MUSKELSPIELE —

Schon immer Spaß am Radfahren, Skaten oder Walken gehabt? Wenn nicht, kommt die Lust an der Bewegung jetzt. Regelmäßige Fastentage machen nicht schlapp, sie aktivieren und verscheuchen die Lethargie.

Ach, unsere Faulheit! Sie ist das Energiesparprogramm der Evolution, erfunden zu Zeiten, als Menschen sich noch für jede einzelne Kalorie richtig abquälen mussten. Wie sollte die Natur auch nur ahnen, dass wir uns heute jeden Handgriff von Maschinen abnehmen lassen und auf der Suche nach Nahrung höchstens noch bis zum Kühlschrank trotten. Aber muss man ausgerechnet dann Sport treiben, wenn man gerade eine Diät macht? Geht das überhaupt? Wo soll die benötigte Energie herkommen, wenn man wenig isst?

Die gute Nachricht: Durch regelmäßigen Sport lernt der Organismus, besser auf seine Fettdepots zurückzugreifen. Die Kombination von 5:2 und Bewegung wirkt besonders günstig, weil sie den Energiestoffwechsel mit verteilten Rollen optimal trainiert. Für kräftige Bewegung holt sich der Körper Energie aus den Vorräten im Muskel, während Fastenzeiten z. B. die Fettdepots in der Leber schrumpfen lassen. Zusätzlich erhöht jede regelmäßige Trainingsstunde den Grundumsatz. Verbrennt man durch Fitnesstraining pro Woche etwa 500 Kalorien, schwinden durch den erhöhten Grundumsatz nochmals 100 bis 150 Kalorien. Bewegung bietet also ein Rundumprogramm, das dem Körper beibringt, seine Fettvorräte wieder aufzulösen. Die Figur verwandelt sich dabei, der Körper wird schöner, straffer und stärker.

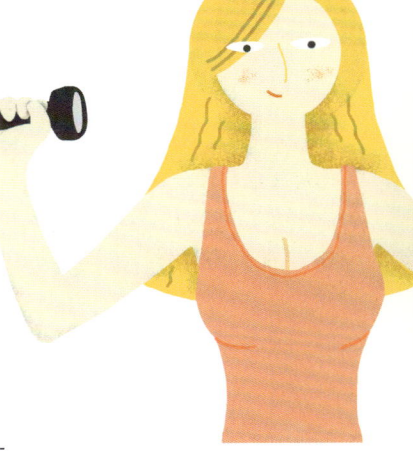

Zupacken, damit die Muskeln wachsen und sich die Fettzellen endgültig davonmachen.

Fasten und trainieren

Es braucht sicher beim ersten Mal etwas Überwindung, an einem Fastentag zum Sport zu gehen. Dabei reagieren die Geschlechter häufig unterschiedlich. Männer kommen mit schweißtreibenden Sportprogrammen und klassischem Muskeltraining oft auch an den „strengen" Tagen gut zurecht, Frauen manchmal weniger.

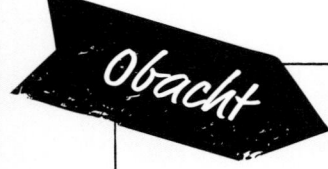

Die besten Einsteigertipps

FÜR GESUNDE ÜBERGEWICHTIGE, DIE ZUM ERSTEN MAL TRAINIEREN

Einen Schrittzähler zulegen und mit 3000 Schritten pro Tag beginnen. Jede Woche täglich 500 Schritte mehr laufen. Wer über 6000 Schritte schafft, kann mit einem anspruchsvolleren Sportprogramm weitermachen.

FÜR ALLE, DIE EIN PAAR KILOS ZU VIEL HABEN, ABER SPORTLICH SIND

Nach einer Bewegungsform suchen, die auf Dauer Spaß macht. Mit Freunden oder der Familie zusammen merkt man oft gar nicht, dass man sich anstrengt. Regelmäßig ein- bis zweimal die Woche trainieren. Nicht aufgeben, wenn eine Pause erforderlich ist. Einfach kurz ausruhen und dann weitermachen.
Ideale Bewegungsformen: *Tanzen, Walking, Aqua-Gymnastik und Schwimmen. Alles zusätzlich zu dem täglichen Standard von 3000 Schritten einbauen.*

FÜR GESUNDE MIT BETONTEM FETTANSATZ AN PO UND BEINEN

Sie können – wenn keine orthopädischen Probleme dagegensprechen – intensive Ausdauersportarten betreiben. Wird der Oberkörper durch die Bewegung schmaler, aber der Po nicht, ein Krafttraining für den Oberkörper einbauen. Wer nachher starken Hunger oder Kopfschmerzen bekommt, hat sich zu sehr belastet. Ein leichtes Anstrengungsgefühl ist okay. Wer aber denkt: „Jetzt muss ich aufhören, mein Herz springt aus der Brust", hat sich zu sehr gefordert.
Ideale Bewegungsformen: *Sportlich Fahrrad fahren, ausgiebige Touren, Jogging, Kraftausdauertraining (Zirkeltraining), Ausdauerkurse in Fitness-Clubs.*

FÜR ALLE MIT BAUCHBETONTER FETTVERTEILUNG

Vor dem Beginn ins sportliche Leben beim Arzt durchchecken lassen. Sehr hilfreich ist gezieltes Krafttraining, muskelbetontes Aqua-Training oder ein Training mit Vibrationsgeräten wie Powerplate. Das Trainingsprogramm alle 12 bis 16 Wochen überarbeiten und dabei die Anforderungen langsam steigern. Die Reihenfolge der Übungen ändern, neue Übungen einbauen, alte weglassen. Beim Muskeltraining die Gewichte erhöhen. Im Wechsel Kraft und Ausdauer trainieren.

Bei Ideenstau am Schreibtisch aufstehen und die Muskeln in Gang setzen. Das tut nicht nur dem Kopf, sondern auch der Figur gut.

Einige von ihnen gehen deshalb lieber an den fünf „freien" Tagen zum Sport und schätzen sanfte ganzheitliche Bewegungsprogramme wie etwa Yoga, Pilates oder Wassergymnastik. Für Paare sind Radfahren, Schwimmen und Wandern ideal Diese Sportarten können so dosiert werden, dass die Intensität auch an Fastentagen zum Wohlfühlprogramm passt. Vorsicht ist geboten, wenn man überhaupt keine Lust auf Bewegung hat und sich total schlapp und müde fühlt. Wenn Sie regelmäßig Alkohol trinken, könnte dies ein Notruf der Leber sein. Vorsichtshalber zum Durchchecken zum Hausarzt gehen. Und probieren, ob die Lust auf Bewegung wieder kommt, wenn für eine Weile ganz auf Alkohol verzichtet wird.

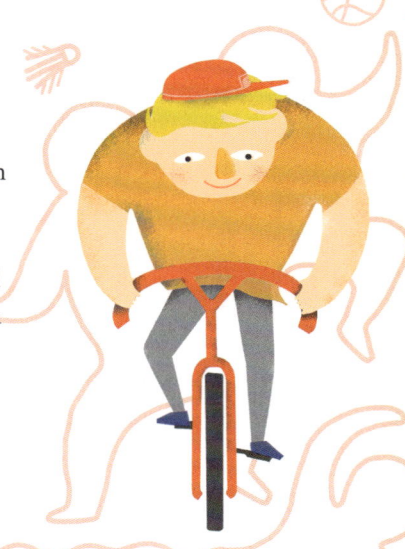

Macht Sport hungrig?

Früher fürchteten Experten, dass mehr Bewegung zwar den Energieverbrauch ankurbelt, aber gleichzeitig auch den Appetit steigert. Dann wäre das Ganze ein Nullsummenspiel. Studien aus Großbritannien zeigten jedoch das Gegenteil. Intensives Training lässt mehr Hormone fließen, die den Appetit hemmen, der Level des hungererzeugenden Botenstoffs Ghrelin bleibt dagegen unverändert. Fragte man Testpersonen nach dem Training, fühlten sie sowohl nach Ausdauer als auch nach Muskeltraining weniger Hunger als sonst. Nach einem harten Training aßen die Sportler zwar etwas mehr, aber ihr Energieverbrauch lag erheblich höher als bei der Vergleichsgruppe ohne Bewegung. Wer losläuft, schwimmt oder radelt, verspürt also letztlich weniger Hunger und verbrennt mehr Kalorien als jemand, der sich schont. Das zeigen auch erste Studien zum kurzzeitigen Fasten.

Gut für Schwergewichte: Radfahren schont die Gelenke. Und mit wachsender Kondition kann man einen Gang zulegen und den Kalorienverbrauch steigern.

Schwere Muskeln

Nur scheinbar Stillstand

Wer sich beim Sport richtig ins Zeug legt, ist oft enttäuscht, weil er auf der Waage nicht sofort Fortschritte sieht. Doch ein Stillstand der Pfunde kann durchaus ein positives Zeichen sein. Heranwachsende Muskeln wiegen nämlich mehr als verlorenes Fett. Deshalb bleibt das Gewicht zunächst gleich, um nach einer Weile deutlich runterzugehen. Selbst wenn auf der Waage noch nichts zu sehen ist, verbessert sich die Figur schon sichtbar, und das Abnehmen wird täglich leichter, weil der Verbrauch an Kalorien mit der Muskelmasse ansteigt.

BEWEGUNG LOHNT!

Geht es nicht auch ohne dieses Herumgezappel? Klar. Aber wer zügig abnehmen möchte, kommt um ein Bewegungspensum nicht herum.

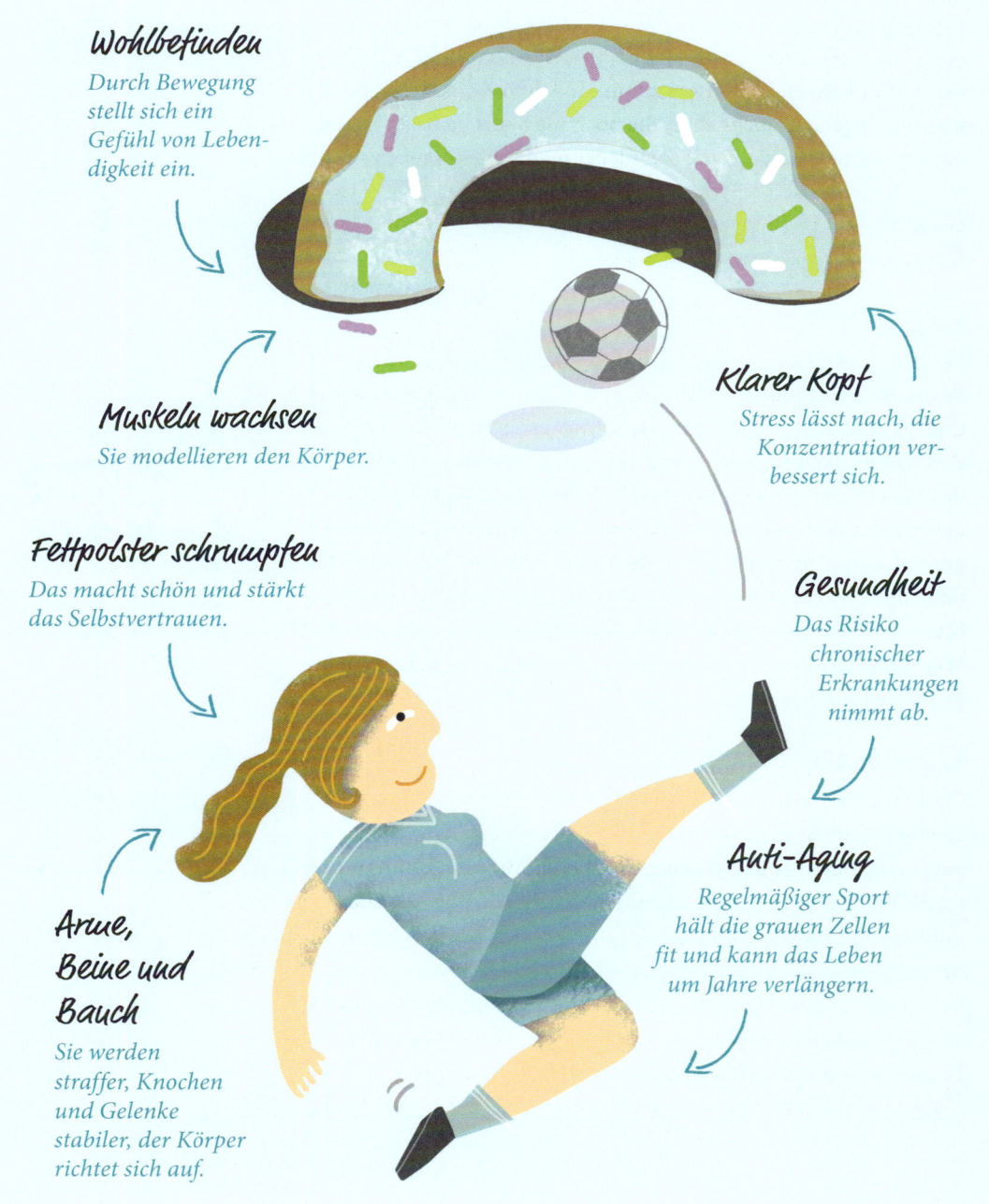

Wohlbefinden

Durch Bewegung stellt sich ein Gefühl von Lebendigkeit ein.

Muskeln wachsen

Sie modellieren den Körper.

Klarer Kopf

Stress lässt nach, die Konzentration verbessert sich.

Fettpolster schrumpfen

Das macht schön und stärkt das Selbstvertrauen.

Gesundheit

Das Risiko chronischer Erkrankungen nimmt ab.

Anti-Aging

Regelmäßiger Sport hält die grauen Zellen fit und kann das Leben um Jahre verlängern.

Arme, Beine und Bauch

Sie werden straffer, Knochen und Gelenke stabiler, der Körper richtet sich auf.

Traben, zockeln, stromern

Noch nie Sport getrieben? Macht nichts. Einfach auf die Grund-
ausstattung der Natur setzen und losgehen. Wer sich zu Fuß auf die
Socken macht, braucht nichts und niemanden außer einem Paar
guter Schuhe und vielleicht eine Regenjacke. Alles andere haben
wir bereits: einen Körper, der sich nach Bewegung sehnt, Wege
oder Joggingstrecken in der Nähe und frische Luft. Und natürlich
den Entschluss, endlich etwas zu tun und dem Körper zu geben,
was er dringend braucht. Alle, die noch nie Sport gemacht haben,
starten mit Spaziergängen. So entdeckt man seinen eigenen Rhythmus und kann das Tempo mit der Zeit steigern. Egal, ob Laufen,
Wandern, Walken oder Joggen, ob beim Einkaufen oder im Job:
Jeder Schritt hilft beim Abnehmen!

Programmwechsel

Es ist sinnvoll, nicht immer am selben Sportprogramm zu kleben.
Durch den Trainingseffekt müssen wir uns weniger anstrengen
und verbrauchen weniger Kalorien. Am besten ist es, nach einiger
Zeit andere Trainings- oder Sportarten auszuprobieren. So lernt
der Körper neue Bewegungsabläufe, baut andere Muskelpartien
auf, verbrennt dabei reichlich Kalorien und wird immer fitter. Wer
gesund ist und den Fettstoffwechsel aktivieren möchte, darf sich
beim Sport ruhig anstrengen und immer mal wieder ein kleines
Stückchen über die Leistungsgrenze gehen. Aber nicht übertreiben:
Wer richtig trainiert, ist nachher nicht todmüde, sondern wohlig
erschöpft und entspannt.

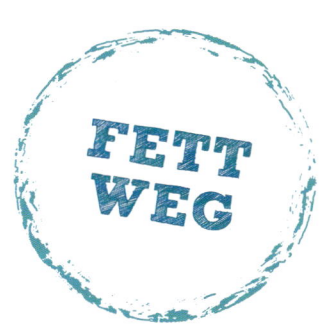

Glück in der Anstrengung

Treibt man seine Muskeln nach langer Zeit das erste Mal wieder
richtig an, erlebt man vielleicht am nächsten Tag kleine Nach-
wehen: Hat man es übertrieben, zwickt der Muskelkater. Arme
und Beine scheinen schwach und erholungsbedürftig. Gerade
am Anfang, wenn der untrainierte Körper mit Umbauprozessen
beschäftigt ist, um den neuen Aufgaben gewachsen zu sein, hilft
es, den Blick für schnelle Belohnungen zu schärfen. Denn die gibt
es. Die schönsten Nebenwirkungen: Bewegung entspannt, hebt die
Laune und hilft beim Denken. Selbst knifflige Probleme lösen sich
nach einer Stunde Sport wie von selbst.

HALT, STOPP. DAS ZIEL IST ERREICHT!
STRAFF UND KRÄFTIG DAS
— LEBEN LEBEN —

Die Pfunde purzeln, die Waage zeigt schon fast das „richtige" Gewicht an. Noch sind es zwei, drei Kilo mehr als erträumt, doch alle Welt macht Komplimente. Freuen Sie sich auf eine beschwingte Zukunft.

Bei 5:2 geht es nicht ums Abnehmen allein. Hier wird der Stoffwechsel auf gesunde Art umprogrammiert. Das heißt: Der Körper lernt, das Fett aus der Nahrung wieder dahin zu speichern, wo es hingehört. Also nicht in die Leber, nicht in den Muskel, nicht in die Organe, sondern allein ins Fettgewebe. Das verhindert die Entstehung von Diabetes, Fettleber und schleichenden Entzündungen. Dennoch trainiert 5:2 auch den Abbau der Fettpolster und sorgt überdies für Widerstandskraft gegen die Dickmacher der Umwelt. Es geht also um ein langes Leben mit einem gesunden Stoffwechsel, um Genuss und Entspannung, ein helles Köpfchen und vielleicht sogar um so etwas wie Lebensglück.

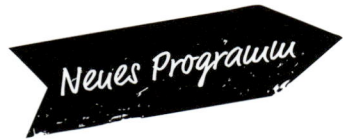
Neues Programm

Aber wie schaffen wir es, die Freude am neuen Körpergefühl auf Dauer zu genießen? Wie halten wir die Kalorien im Griff? Wie gelingt es uns, den Kurs immer wieder zu korrigieren, wenn die Waage es erfordert?

Anfangs hilft beim Abnehmen vor allem die Freude am Erfolg: Wieder ein Kilo weg, hurra! Schwabbelige Polster haben festen Formen Platz gemacht. Das Ekzem ist verschwunden, die Haut sieht großartig aus, Rheuma, Arthritis und Asthma haben sich gebessert, der Schlaf ist tiefer geworden und das Schnarchen leiser. Die alten Hosen schlottern, die Taille ist wieder da – ein tolles Gefühl, schöner als Fliegen. Aber wann ist es genug? Wann beginnt das Leben nach dem Abnehmen?

Das Wohlfühlgewicht

Wenn die Waage die gewünschte Kilozahl anzeigt und das Maßband die richtige Taillenweite, dann ist das Ziel erreicht. Dann wird es Zeit, Bilanz zu ziehen. Wahrscheinlich haben Sie inzwischen Ihre Furcht vor dem Hunger abgelegt und sich daran gewöhnt, dass auch kleine Portionen köstlich und befriedigend sind. Der Zuckerstoffwechsel ist in der 5:2-Zeit widerstandsfähiger geworden, Blutdruck und Laborwerte sind wieder im grünen Bereich und Heißhungeranfälle verschwunden. Auch wenn Sie denken: „Ich möchte noch viel dünner sein", freuen Sie sich erst einmal am Erreichten. Stellen Sie sich vor den Spiegel und sagen Sie sich mit einem herzlichen Lächeln: „Gut gemacht. Bravo!" Vielen ist es dann ein Vergnügen, noch einmal die zu weit gewordenen alten Kleider anzuprobieren. So sieht man deutlich, was man erreicht hat. Falls nur noch wenige Pfunde zur anfangs festgelegten Kilogrenze fehlen, könnte es sein, dass Sie Ihr Ziel bereits erreicht haben, ohne es zu bemerken. Vor allem Sportfans und Menschen, die sich viel bewegen, täuscht die Zahl auf der Waage. Sie haben mehr Fettpolster verloren und eine viel bessere Figur, als sie denken, weil die Muskeln gewachsen sind. Und die wiegen mehr als Fett. Der Erfolg der Diät lässt sich dann vor allem an der Kleidergröße überprüfen. Gönnen Sie sich eine Shoppingtour. Probieren Sie Outfits in Ihrer Wunschgröße, um zu sehen, wie gut Sie bereits hineinpassen.

Auch die Dünnen fasten

„Ziel erreicht, jetzt lehne ich mich erst einmal zurück und vergesse 5:2." Wer so denkt, läuft leider leicht in die Jo-Jo-Falle. Dann schleichen sich die Pfunde leise wieder an. Doch die Chancen, das neue Gewicht langfristig zu halten, stehen gut. Vor allem, weil der Zuckerstoffwechsel sich unter der 5:2-Diät positiv verändert hat und es deshalb leichter wird, an den kleinen Stellschrauben des Essverhaltens zu drehen. Denn das tun auch Leute, von denen man glauben könnte, sie seien von Natur aus mühelos schlank. Auch die Dünnen essen in Wahrheit nicht so viel, wie sie wollen. Meist steigen sie regelmäßig auf die Waage und treten für ein, zwei Tage auf die Essbremse, wenn sie sehen, dass sie zugenommen haben. Wer sagt, er hätte gar keine Waage, besitzt vielleicht eine eng sitzende Lieblingshose oder einen Gürtel, der ihm rechtzeitig signalisiert, wenn die Taille in Gefahr gerät. Nervöse Typen fasten, ohne es selbst zu bemerken. Sie regulieren ihr Gewicht auf Dauer, weil ihnen immer mal wieder tagelang der Appetit vergeht, wenn sie Sorgen haben. Beim Rest der Normalgewichtigen bringen kleine, oft sogar unbewusste Korrekturen – etwa ab und zu eine Mahlzeit weglassen – den Dauererfolg.

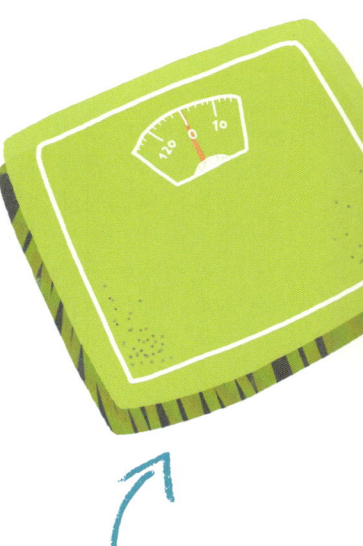

Keine Waage im Haus? Macht nichts! Einfach aufpassen, dass Hosen und Gürtel locker bleiben. So machen es die „natürlich" Schlanken.

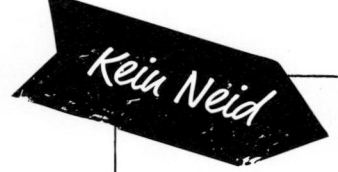

Schwarzmaler und Saboteure

Wenn überschüssige Pfunde schwinden, erlebt man neben Komplimenten, Bewunderung und Staunen bisweilen leider auch das Gegenteil. Dann treten Menschen auf den Plan, die es einem schwer machen, den Erfolg zu genießen.

IN ALLER FREUNDSCHAFT

Nicht immer freuen sich die Freunde mit einem. Gerade wenn man sichtbar und erfolgreich abgenommen hat, mehren sich auch Schwarzmaler, die sich von der positiven Veränderung provoziert fühlen und jetzt das Schlimmste für die Gesundheit befürchten. Einige Leute „überraschen" einen dann immer wieder mit hochkalorischen Geschenken, andere verbinden jedes Treffen mit reichhaltigen Essensangeboten. Freunde und Bekannte, die weniger erfolgreich mit ihren Gewichtsproblemen kämpfen, sind manchmal ein bisschen neidisch und lassen spitze Bemerkungen fallen. Und wieder andere fühlen sich irritiert, weil sie glauben, der Erfolg beim Abnehmen verändere die Beziehung zueinander. Ausrufe wie „Dich erkennt man ja kaum wieder" zeigen den Zwiespalt, den erfolgreiches Abnehmen bei manchen Mitmenschen auslösen kann.

GEMEINSAM WAS MACHEN

Am besten kommt man mit den Störmanövern zurecht, wenn man ganz offen über das Thema spricht. Also kein Geheimnis aus seinen Gründen für die 5:2-Diät machen und der Umgebung mit einem breiten Lächeln sagen, wie sehr man sich über Lob und Komplimente freut. Dann anstelle von kalorienreichen Mitbringseln und Einladungen zum Essen einfach gemeinsame Aktivitäten vorschlagen, also um Vorschläge für Ausflüge, Kino-, Theater- und Konzertbesuche bitten. Miteinander macht auch Bewegung mehr Spaß. Also fragen, ob jemand Lust hat, regelmäßig nach dem Abendessen eine Runde spazieren zu gehen oder zum Sport mitzukommen. Das Allerwichtigste zuletzt: dem Umfeld freundlich, aber deutlich zu verstehen geben, dass man sich Kommentare über die persönlichen Essgewohnheiten verbittet. Was und wie viel Sie wann und warum essen, ist allein Ihre Sache.

Eine gute Portion Realismus kann auch im Hinblick auf die Reaktionen der Freunde nicht schaden. Wer Konflikte und Hindernisse nicht nur einplant, sondern bereits im Vorfeld Lösungen dafür erarbeitet, hat Erfolg.

SO BLEIBT DAS GEWICHT STABIL
LANGZEITZIELE

Wer auf Dauer so reichlich isst wie in seinen dicken Zeiten, nimmt wieder zu. Doch auch für große Esser gibt es einen Ausweg: 6:1.

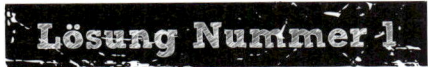

PRO WOCHE EINEN TAG FASTEN

6:1 bedeutet, statt an zwei Tagen wöchentlich nur an einem Tag zu fasten. Das ist der ideale Weg für ausgemachte Genussmenschen, die ihre Feste gern feiern, wie sie fallen. Sie können so ihr Gewicht auf lange Sicht stabil halten. Immer wenn die Waage wieder ein bisschen mehr anzeigt, einfach einen Fastentag einlegen. Wie das geht, ist ja inzwischen klar: Etwa 250 g eiweißreiche Lebensmittel plus 500 g Gemüse und wenig Fett in einer oder zwei Mahlzeiten essen. Die Regeln bleiben also gleich. Wer also auch in Zukunft aufs Kalorienzählen verzichten möchte, profitiert von der Routine und behält einfach einen der beiden gewohnten Fastentage bei.

Gegen Jo-Jo-Effekte einzelne Fastentage einlegen. Das ist einfach und erhält den Spaß am leichten Leben.

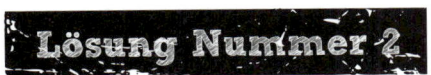

NUR EINE ODER ZWEI MAHLZEITEN TÄGLICH

Eines der Geheimnisse der 5:2-Diät sind lange Esspausen von mehr als 12 Stunden, in denen der Stoffwechsel auf Fettabbau schaltet. Wer diesen Trick in seine alltägliche Routine übernehmen möchte, um den Jo-Jo-Effekt zu verhindern, verlängert die nächtliche Fastenzeit. Einfach erst spät frühstücken oder brunchen, also das Frühstück mit dem Mittagessen zusammenlegen, und danach nur noch relativ früh zu Abend essen. Zeitgenossen, die tagsüber sowieso kaum richtig zum Essen kommen und einen leeren Magen gut tolerieren können, gönnen sich vielleicht auch nur eine, aber dafür sehr opulente Mahlzeit am frühen Abend. So gelingt es, ihr erreichtes Gewicht ohne großen Aufwand auf Dauer zu halten.

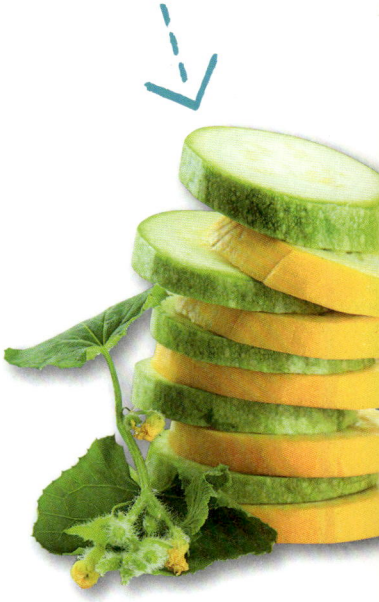

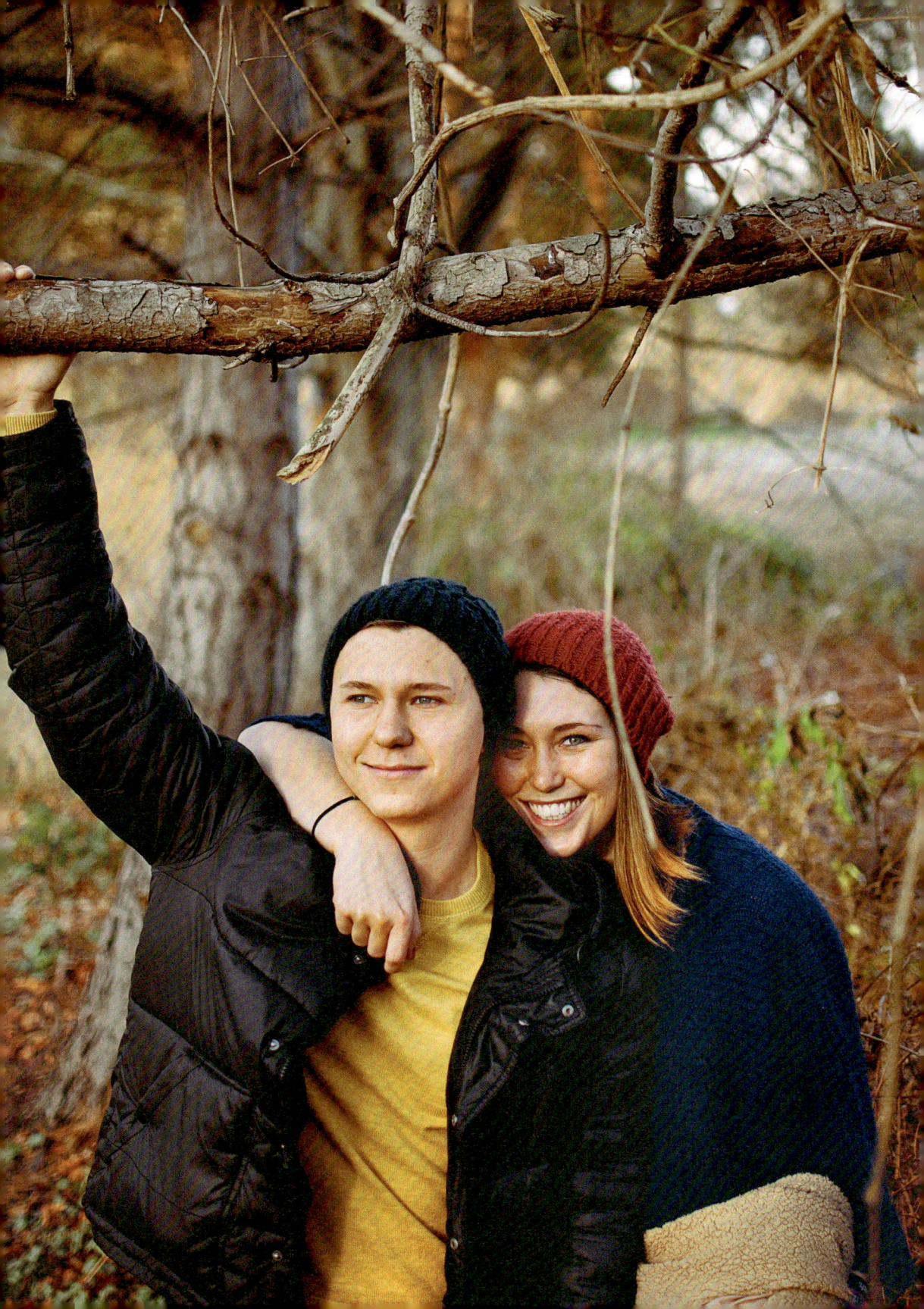

EINSTEIGEN INS FASTEN

Ganz kurz mal eben

– NEIN, NICHT DIE WELT RETTEN –,

sondern eine Esspause

einlegen. Dafür muss man kein Held sein. Zwei Fastentage sind schnell rum, die schafft jeder. Schließlich sind ein

paar ausgefallene Mahlzeiten kein Drama und schon gar

KEIN ABSCHIED

vom guten Leben. Im Gegenteil: Schaltet

man die Kalorienflut für

kurze Zeit ab, fühlen sich die grauen Zellen richtig wohl.

Dann steigt die STIMMUNG

und die Vorfreude auf viele gute Mahlzeiten an den anderen fünf Tagen der Woche.

NA ENDLICH – ICH WERDE SCHLANK
DIE UMSETZUNG IM ALLTAG:
LOS GEHT'S

Zeit für neue Erfahrungen! Nehmen Sie sich schöne Dinge vor, planen Sie leckere Fastenmahlzeiten, und nutzen Sie Ihre Freiräume für den Start in ein neues Lebensgefühl. Achtung: Der Spaß beginnt jetzt …

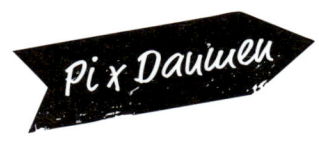

Was darf ich an Fastentagen essen, worauf muss ich verzichten? Als Kalorienbudget an diesen Tagen empfehlen Wissenschaftler ein Viertel des üblichen Bedarfs. Pi mal Daumen kommen dabei **500 Kalorien für Frauen und 600 Kalorien für Männer** heraus. Diese Zahlen sind natürlich nicht in Stein gemeißelt, weil wir alle in Körperbau und Konstitution unterschiedlich sind. Sehr hoch gewachsene Menschen kommen mit 600 Kalorien pro Tag vielleicht zu kurz. Sie kalkulieren besser zunächst einmal ihren aktuellen Kalorienbedarf und teilen ihn dann durch vier. So erhalten sie einen Hinweis auf ihren persönlichen Bedarf.

Nur ein Viertel der Kalorien

Nehmen wir als Beispiel einen Software-Entwickler, 1,90 m groß, 120 Kilo schwer. Er arbeitet viel, verbringt also mindestens neun Stunden täglich vor dem Bildschirm, treibt keinen Sport, bleibt abends müde zu Hause und hat demzufolge einen geschätzten Kalorienbedarf von nur 30 Kalorien pro Kilo Körpergewicht. Das macht aber immerhin 3600 Kalorien pro Tag. Reduziert er das Budget an Fastentagen auf ein Viertel, kommt er auf 900 Kalorien. Ob er sich die gönnt oder tapfer wie andere Männer mit nur 600 Kalorien in die 5:2-Diät einsteigt, ist seine Entscheidung. Ein Vorteil des größeren Kalorienbudgets ist jedoch, dass eine größere Menge Protein möglich ist, vom dem seine Muskeln profitieren würden. Ein Kompromiss läge darin, zusätzlich zu den üblichen 600 Kalorien 100 bis 200 Kalorien in eiweißreiche Lebensmittel zu investieren, also zum Beispiel das Putenschnitzel etwas größer zu wählen oder sich die doppelte Menge Shrimps zu gönnen. Auch eine etwas höhere Fettmenge kann für Menschen mit großer Körpermasse nützlich sein, wenn es gilt, die Fastentage bei guter Laune zu bestehen.

Kalorienbudget kalkulieren

Der Energiebedarf des Körpers hängt nicht nur vom Gewicht ab, sondern auch von der täglichen Aktivität.

TYP 1 AUSGESPROCHEN BEWEGUNGSARM

Menschen, die hauptsächlich sitzen, liegen und kaum aus dem Haus kommen. 29–30 Kalorien pro Kilo Körpergewicht.

TYP 2 NORMAL BEWEGUNGSARM

Dieser Typ trifft auf die meisten von uns zu, also auf alle, die mit Hausarbeit oder Bürotätigkeiten beschäftigt sind und abends auf dem Sofa landen. 31 Kalorien pro Kilo Körpergewicht.

TYP 3 AKTIV AM WOCHENENDE

Gilt für alle, die samstags und sonntags zum Ausgleich für eine sitzende Tätigkeit Gartenarbeit verrichten oder Freizeitsport treiben. 33 Kalorien pro Kilo Körpergewicht.

TYP 4 ENGAGIERTER SPORTLER

Sie gehen mindestens dreimal die Woche zum Training und powern sich richtig aus. 35 Kalorien pro Kilo Körpergewicht.

Wie viele Kalorien braucht mein Körper, um das Gewicht konstant zu halten? Einfach ausrechnen: Kalorienkennzahl mal Kilogramm Körpergewicht. Normalfaule 70-Kilo-Leute rechnen z. B. 31 Kalorien mal 70. Das Ergebnis: 2170 Kalorien pro Tag.

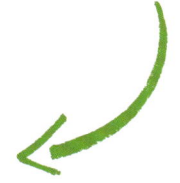

Mach das!

Mehr Eiweiß essen

Fasten kann ich, denkt mancher und fährt einfach die Kalorien runter. Doch diese Self-made-Methode ist riskant. Gerade Menschen mit viel Willenskraft hungern sich, wenn sie ihre üblichen Mahlzeiten einfach vierteln oder noch weiter reduzieren, in einen Eiweißmangel hinein. Sie nehmen dann kaum ab, obwohl noch eine Menge Fett vorhanden ist. Der Grund: Sie verlieren Muskeln. Die Deutsche Gesellschaft für Ernährung empfiehlt täglich ein Minimum von 0,8 Gramm Eiweiß für jedes Kilo Körpergewicht. Wer also 70 Kilo wiegt, benötigt pro Tag 56 Gramm, wiegt man 80 Kilo, sind es 64 Gramm. Die Herausforderung dabei: Diese Menge im Tagesbudget von 500 oder 600 Kalorien unterzubringen. Dabei kommt es zwar auf ein paar Gramm hin oder her nicht an, doch ein Check der Lebensmittellisten (ab Seite 50) und der Angaben, die unter jedem Fastenrezept (ab Seite 70) stehen, lohnt. So sieht man schnell, wie viel Eiweiß man bei der gewählten Mahlzeit bekommt.

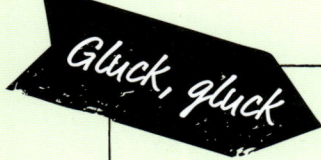
Gluck, gluck

Trinken macht fit

Plagen am ersten Fastentag Kopfweh oder Schwächegefühle? Dann fehlt vielleicht Flüssigkeit. Ein Glas Wasser lässt solche Unpässlichkeiten schnell verschwinden. Einfaches Leitungswasser dämpft Hunger und Appetit, stabilisiert den Blutdruck und hilft, Müdigkeit abzuschütteln.

HEUTE SCHON EINEN GEHOBEN?

Die meisten Menschen brauchen 1,5 bis 2 Liter Flüssigkeit, um sich fit zu fühlen! Klar, bei warmem Wetter kann der Bedarf aufs Doppelte steigen. Dann stillt man den Durst am besten sofort mit frischem Leitungswasser. Wer sich die Fastentage angenehm machen möchte und für eine gute Versorgung mit Mineralstoffen sorgen will, gönnt sich zwischendurch eine heiße Brühe. Ein echter Geheimtipp für das Wohlbefinden ist eine selbst gemachte Gemüsebrühe! Sie liefert so gut wie keine Kalorien, dafür aber durch den hohen Gemüseanteil erheblich mehr wichtige Mineralstoffe und Spurenelemente als gekaufte Fertigprodukte.

MITTAGS EINE SELBST GEKOCHTE BRÜHE

Die Zubereitung ist keine Kunst, und die Zutaten gibt's kostenlos, wenn man sich angewöhnt, Stiele, Blätter und Abschnitte von Gemüse, Kräutern und Pilzen dafür zu verwenden. Einfach alles klein schneiden, mit kaltem Wasser bedecken und zum Kochen bringen. Wer mag, gibt noch hinzu, was gerade zur Hand ist: Suppengrün, Knoblauch, Ingwer, Lorbeerblätter, Pfefferkörner oder eine Prise Kurkuma. Die Brühe 30 bis 60 Minuten bei geringer Hitze kochen, durchsieben, fertig!
Für noch mehr Aroma und eine sanfte Sättigung kann man eine Prise Inulin (Internetversand) oder ein pflanzliches Bindemittel wie etwa Guarkernmehl oder Johannisbrotkernmehl unterrühren. Die leichte Bindung besänftigt knurrende Mägen und liefert gleichzeitig notwendige Ballaststoffe, die natürlich knapp werden, wenn man sonst wenig isst. Wer vorkochen möchte, füllt die Brühe kochend heiß in Deckelgläser, verschließt sie und stellt sie abgekühlt in den Kühlschrank.

Bei körperlichen Aktivitäten, die länger als eine Stunde dauern, alle 20 Minuten eine kleine Trinkpause einlegen und ein paar Schlucke nehmen.

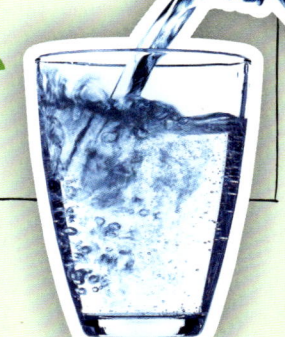

Was gibt's zu essen?

An Fastentagen kann man eine oder zwei Mahlzeiten einnehmen, die mit ihrer Kombination aus magerem Eiweiß und saftigem Gemüse auf sehr angenehme Weise sättigen. Akribisches Kalorienzählen ist gar nicht nötig. Die einzige, wirklich strenge Regel an Fastentagen heißt: **Kohlenhydrate meiden.** Wer sich daran hält und in dieser Zeit wirklich auf alle Produkte aus Mehl, auf Nudeln, Kartoffeln, Reis und alles Süße verzichtet, tut sich selbst den größten Gefallen. Pizza und Pommes sind also tabu. Denn Studien zeigen, dass Kohlenhydrate den Hunger anstacheln. Sind keine vorhanden, schaltet der Stoffwechsel um und holt sich seine Energie aus den Fettreserven. Dabei produziert er seine eigenen Appetithemmer, die sogenannten Ketone.

Planung hilft vor allem bei den ersten Fastentagen. Erlaubt sind bei der 5:2-Diät magere eiweißreiche Lebensmittel, Gemüse und gesunde Fette – zubereitet mit duftenden Kräutern und Gewürzen so viel man will. Überlegen Sie, was auf dem Speisezettel stehen soll. Suchen Sie aus den Listen (ab Seite 50) aus, welche Lebensmittel Sie gern zubereiten möchten, oder wählen Sie die Rezepte, die Ihnen gefallen (Vorschläge ab Seite 70). Am besten mit einem Einkaufszettel in den Supermarkt gehen und die Liste abarbeiten, ohne beim Regal für Süßigkeiten stehen zu bleiben.

Keine Zeit für Langeweile

Fastentage können einem endlos vorkommen, wenn man nicht genug zu tun hat. Schließlich geht nicht so viel Zeit fürs Essen drauf wie sonst. Also Tage auswählen, an denen man viel um die Ohren hat und der Terminkalender mit Arbeit, Bewegung und interessanten Tätigkeiten gefüllt ist. Je mehr Action, desto weniger Zeit bleibt, ans Essen zu denken. Gibt es Musikstunden, schöne Spaziergänge, einen Kinobesuch, eine Schnupperstunde im Tanzclub oder eine Wellnessmassage zur Entspannung, verbindet man Fastentage nicht mit Entbehrung, sondern mit schönen Vorhaben und Lebensfreude. Zum Glück erweist sich für die meisten jeder neue Fastentag einfacher und angenehmer als der vorherige. Dabei kann die Selbstkontrolle zwar wie ein Muskel auch mal ermüden, sie lässt sich aber auch trainieren wie ein Muskel. Und das geschieht bei der 5:2-Diät. Die Diät wird mit jeder Woche leichter.

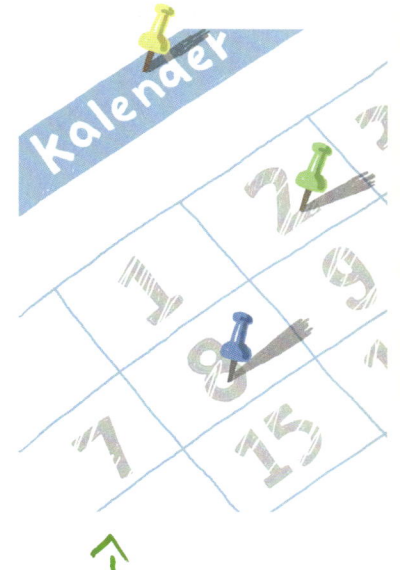

Nur keine Langeweile aufkommen lassen. Sonst drängeln sich Appetit und Hunger womöglich zu sehr ins Bewusstsein.

IHR KLEINER EINKAUFSCOACH
LEBENSMITTELAUSWAHL FÜR
— DIE FASTENTAGE —

Ob Super- oder Wochenmarkt, Fleischer oder Bioladen – Sie können aussuchen, was Sie mögen und was zu Ihren Vorlieben beim Essen passt. Nur um Kohlenhydratreiches und Süßes machen Sie einen Bogen.

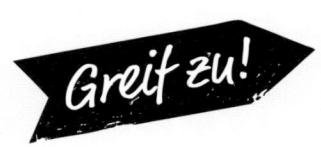

Selbstbedienung! Für eine von zwei kleinen Mahlzeiten von ca. 250 Kalorien für Frauen und 300 Kalorien für Männer kann man jeweils einmal in den Protein-, Gemüse- und Fettkasten greifen und mit den Zutaten etwas Leckeres zubereiten. Wer sich nur eine große Mahlzeit pro Tag gönnt, nimmt die doppelte Menge. Aus der Rubrik „Zum Verfeinern" ruhig mehrere Lebensmittel auswählen. Auch kalorienfreie Getränke haben keine Begrenzung.

— PROTEINLIEFERANTEN —

Weil Männer  mehr Muskeln haben als Frauen , vertragen Sie auch mehr Eiweiß. In der Tabelle sind jeweils Höchstmengen angegeben.

Lebensmittel	PORTION	KCAL	EIWEISS	PORTION	KCAL	EIWEISS
mageres Schweinefleisch (z. B. Filet, Schnitzel)	125 g	134	27 g	225 g	240	49 g
Hähnchenbrustfilet	125 g	128	29 g	225 g	229	53 g
Putenbrustfilet	125 g	134	30 g	225 g	240	54 g
geräucherte Putenbrust	125 g	138	31 g	225 g	247	56 g
magerer Aspikaufschnitt (z. B. Schinken, Pute)	125 g	120	21 g	225 g	216	38 g
Grillhähnchen ohne Haut (Imbiss)	100 g	130	22 g	200 g	260	44 g
mageres Rindfleisch (z. B. Filet, Steak)	100 g	122	26 g	200 g	244	52 g
Beefsteakhack (Tatar)	100 g	116	22 g	200 g	232	44 g

Fleisch & Wurst

Fleisch & Wurst	Lammrücken- oder Lammfilet	100 g	113	20 g	200 g	226	40 g
	Wildfleisch (z. B. Reh, Hirsch, Hase)	100 g	100	20 g	200 g	200	40 g
	Geflügelhack	80 g	122	14 g	150 g	230	27 g
	Kochschinken	100 g	128	22 g	200 g	256	44 g
	Lachsschinken ohne Fettrand	100 g	116	18 g	200 g	232	36 g
	Bündner Fleisch oder Bresaola	80 g	126	25 g	150 g	235	46 g
FISCH	Miesmuschelfleisch, Jakobsmuscheln, Austern	150 g	105	14 g	300 g	210	28 g
	Krabben, Shrimps, Garnelen	125 g	115	23 g	250 g	230	46 g
	Tintenfisch, Calamari (pur, ohne Panierung)	125 g	105	20 g	250 g	210	40 g
	Fischfilet (z. B. Kabeljau, Lengfisch, Scholle)	150 g	130	26 g	300 g	260	52 g
	geräucherte Forelle	100 g	110	21 g	200 g	220	42 g
	Thunfisch natur (Dose)	100 g	110	24 g	200 g	220	48 g
	geräucherter Lachs	75 g	143	16 g	125 g	238	26 g
SOJA	Sojadrink	300 ml	125	11 g	600 ml	250	22 g
	Tofu	100 g	124	15 g	200 g	248	30 g
	Sojagranulat (gequollen etwa 100–160 g)	50 g	137	28 g	80 g	220	45 g
EIER	Eier + 1–2 Eiweiß	1	100	11 g	2	200	22 g
	Eier	2	164	14 g	3	246	21 g
MILCHPRODUKTE	Naturjoghurt 0,5 % Fett – 15 g KH	300 g	111	10 g	300 g	111	10 g
	Buttermilch – 12 g KH	300 ml	110	10 g	300 ml	110	10 g
	Naturjoghurt 1,5 % Fett – 11 g KH	250 g	123	9 g	250 g	123	9 g
	Dickmilch, 1,5 % Fett – 10 g KH	250 g	115	8 g	250 g	115	8 g
	fettarme Milch – 12 g KH	250 ml	120	8 g	250 ml	120	8 g
	körniger Frischkäse 0,8 % Fett – 2 g KH	200 g	130	27 g	200 g	130	27 g
	Magerquark – 5 g KH	150 g	110	20 g	150 g	110	20 g
	körniger Frischkäse 4 % Fett – 3 g KH	150 g	137	18 g	150 g	137	18 g

GEMÜSE

Mischungen sind möglich. Gefrorenes Gemüse ohne Saucen oder ande-re Zusätze kaufen. Beeren wegen des Zuckergehalts in kleinen Mengen.

Lebensmittel	PORTION	KCAL	BALLASTSTOFFE
Wurzelgemüse (z. B. Möhren, Sellerie, Rettich, Radieschen, Rote Bete, Steckrübe)	250 g	40–70	ca. 7 g
Fruchtgemüse (z. B. Tomate, Paprika, Zucchini, Aubergine, Gurke, Kürbis)	250 g	30–45	ca. 3 g
Kohlgemüse (z. B. Weiß-, Rot-, Grün-, Wirsing-, Rosen-, Spitzkohl)	250 g	35–50	ca. 5 g
Zwiebelgemüse (z. B. Zwiebeln, Porree, Schalotten, Lauchzwiebeln, Bärlauch)	250 g	40–65	ca. 4 g
Pilze (z. B. Champignons, Austernpilze, Pfifferlinge, Steinpilze)	250 g	45–65	ca.10 g
Blattgemüse, alle Salate, Chicorée, Spinat, Rucola, Mangold, Fenchel	250 g	20–70	ca. 4 g
Sprossen (z. B. Sojasprossen, Bambusschösslinge)	250 g	45–60	ca. 5 g
Tomaten (Dose)	250 g	30	2 g
Sauerkraut	250 g	40	5 g
Papaya	250 g	30	2 g
Erdbeeren, Himbeeren, Johannisbeeren, Brombeeren, Heidelbeeren	125 g	40–50	ca. 4 g

FETTE

Mini-Mengen Fett zum Dünsten, für Salatsaucen oder zum Veredeln. Wer sonst partout nicht satt wird, kann auch zwei Portionen nehmen.

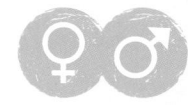

Lebensmittel	PORTION	KCAL	FETT
Öl	1 TL	27	3 g
Butter oder Margarine	1 TL	37	4 g
Halbfettbutter oder -margarine	2 TL	36	4 g
Salatcreme	1 TL	20	2 g

Butterschmalz	1 TL	44	5 g
Gänse- oder Schweineschmalz	1 TL	44	5 g
Nüsse (z. B. Wal-, Hasel-, Cashewnüsse, Kokosflocken)	1 TL	ca. 32	ca. 3 g
Samen (z. B. Sonnenblumenkerne, Leinsamen, Mohn, Kürbiskerne, Sesam)	1 TL	ca. 27	ca. 2 g
Nuss- oder Mandelmus (Reformhaus; ohne Zusätze)	1 TL	ca. 42	ca. 4 g
geriebener Parmesan- oder Grana-Padano-Käse	1 EL	30	2 g

ZUM VERFEINERN

Hier darf man getrost zugreifen. Die folgenden Zutaten liefern wenige Kalorien, können den Gerichten aber viel Aroma und Geschmack geben.

Lebensmittel	PORTION	KCAL
Instant-Brühe (Pulver), Fleisch- oder Gemüsebrühe	1–2 TL	9–18
Gemüse-, Fleisch- oder Fischfond	100–200 ml	7–15
Senf, Meerrettich, Tomatenmark	1–2 TL	4–8
Essig (außer Balsamessig)	1–3 EL	2–6
Zitronen-, Limetten- oder Grapefruitsaft	1–3 EL	4–12
Sojasauce, Fischsauce	1–2 TL	6–12
pflanzliche Bindemittel (z. B. Guarkernmehl oder Johannisbrotkernmehl)	1–3 Msp.	0
frische Kräuter (z. B. Petersilie, Schnittlauch, Dill u. v. a.)	1–3 EL	2–6
Knoblauchzehen	1–3	4–12
Ingwerwurzel	10–30 g	5–15
Salz		0
Gewürze und Gewürzmischungen (z. B. Pfeffer, Curry)	1–2 TL	6–12
kalorienfreie Süßstoffe		0
Gelatine	1–2 Blatt	7–14

BESTE TRICKS UND FESTE REGELN
FASTEN – MAN SOLLTE NUR
WISSEN, WIE

Fasten ist kein Hexenwerk, sogar ein Restaurantbesuch ist jederzeit drin. Und für den stressigen Arbeitsalltag sind Sie mit einer gefüllten Lunchbox stets gut bedient. Nur: Bitte nicht zwischendurch essen.

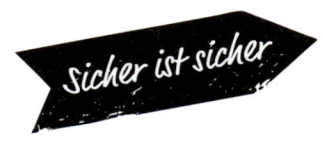

Darf man auch mal mehr Gemüse oder eiweißreiche Lebensmittel essen, als in den Übersichtstabellen (Seite 50–53) angegeben? Klar, auf 10 Gramm hin oder her kommt es nicht wirklich an. Trotzdem sind die Erfolge beim Abnehmen für die meisten Menschen am größten, wenn sie sich strikt an die Mengen halten, die in den Listen stehen. Klare Regeln sind eben auch fest verankerte Pfosten, an denen man sich im Zweifelsfall festhalten kann. Und genaues Abwiegen bietet die Sicherheit, bei wenigen Kalorien genug Nährstoffe auf den Teller zu bekommen. Wichtig für den Langzeiterfolg ist auch, dass der Magen sich an kleine, sättigende Portionen gewöhnt. Also heißt es zunächst einmal messen und wiegen, bis man die Mengen im Griff hat.

Zwischenmahlzeiten? Nein, danke!

Im Alltag langen wir oft auch zwischen den Mahlzeiten einfach zu, wenn etwas Essbares in Sicht ist. So bemerken wir häufig gar nicht, wie viel in den Mund wandert.

Bei der 5:2-Diät sind Snacks allerdings nicht angesagt. Denn gerade die Esspausen zwischen den Fastenmahlzeiten helfen dem Körper, wieder in eine entspannte Balance von Genuss und Sättigung zu gelangen. Zur Not kann man sich an den ersten Fastentagen zwar mit kleinen Mengen rohem Gemüse oder einem Mini-Eiweiß-Snack (zum Beispiel ein gekochtes Ei) über die Runden retten. Doch Ausdauer zahlt sich aus. Lästige Hungerattacken verschwinden für immer, wenn man 5:2 für ein paar Wochen stramm durchhält und auf die kleinen Happen zwischendurch komplett verzichtet. Wer sich beim Fasten mit einer oder zwei Mahlzeiten pro Tag begnügt, wird später mit einer gut proportionierten Figur und gesundem Essverhalten belohnt.

Fasten geht auch im Restaurant!

Aufs Essengehen muss auch an Fastentagen niemand verzichten. Das Prinzip von eiweißbetonten, fettarmen Gerichten ohne kohlenhydrathaltige Beilagen lässt sich auch im Restaurant einhalten.

Asia-Food

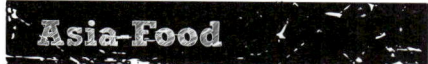

Fragen Sie bei der Bestellung ausdrücklich nach Gerichten ohne Panade, Kokosmilch und gesüßte Saucen. Hat der Koch erst einmal verstanden, was man möchte, kann man sich an knackigem Gemüse und magerem Fleisch aus dem Wok satt essen.

Steakhäuser

Sie bieten gute Möglichkeiten, weil Fleisch und Geflügel vom Grill kommen, also fettarm zubereitet sind. Außerdem sind viele Steakhäuser an Kunden gewöhnt, die keine Kohlenhydrate möchten. Am besten Gemüse in einer fettarmen Version, zum Beispiel als Grillgemüse ordern und beim Salat das Dressing separat servieren lassen.

Asia-Food ist keineswegs immer kalorienarm. Nach fettarm gebratenem Fleisch und Gemüse aus dem Wok muss man extra fragen.

Fischrestaurants

Ganz gleich, ob Hering, Wildlachs, Garnelenspieße, Forellen oder Rotbarsch, wenn pur Gebratenes oder Gedünstetes ohne Panade, Mayonnaise oder Cremesauce im Angebot sind, sollte man bestellen. Ideal sind kleine Betriebe, in denen „nach Hausmacher Art" frisch gekocht wird. Hier werden auch Sonderwünsche erfüllt.

Schnellimbisse

Wenn gar nichts anderes geht, kommt man an Fastentagen auch hier zurecht. Einfach einen Burger bestellen und das gegrillte Fleischplätzchen ohne die Softsemmel nur mit einem Salat ohne Dressing essen. Ziemlich gut: ein „Grilled Chicken Wrap". Den Wrap weglassen und das gegrillte Hähnchenfleisch plus Gemüse solo essen. Achtung: Nichts bestellen, das mit Begriffen wie crispy", „crunchy" oder „knusprig" beworben wird. Da sind immer viele Fett- und Kohlenhydrat-Kalorien im Spiel.

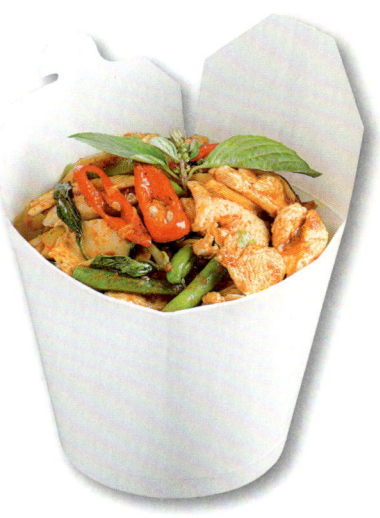

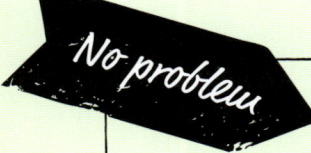

Fasten bei der Arbeit

Jeden Tag im Beruf voll durchstarten und dabei auch noch abnehmen – geht das überhaupt? Zum Glück gelingt es mit der 5:2-Diät nach kurzer Eingewöhnung problemlos. Besser noch: Fastentage können sogar helfen, im Job Topleistungen zu vollbringen!

Mehr als andere Teile des Körpers leidet unser Gehirn unter Übergewicht. Jedes Kilo zu viel steigert das Risiko für das Nachlassen der Geisteskräfte. Die bisher als unvermeidlich betrachteten Alterungsprozesse des Gehirns können wahrscheinlich um Jahrzehnte aufgeschoben werden, wenn man sich nicht täglich satt isst, sondern unnötige Kalorien weglässt und Esspausen einlegt. Das macht nicht etwa schlapp, sondern bringt einen körperlich und geistig erst richtig in Schwung, sagen Wissenschaftler wie etwa der Biologe Mark Mattson. Der Forscher arbeitet am international angesehenen Altersforschungsinstitut der US-Gesundheitsbehörde und konnte im Tierversuch zeigen, wie belebend zeitweises Fasten auf Nervenzellen wirkt. Privat verlängert der drahtige Professor die nächtliche Fastenpause und isst seine erste Mahlzeit immer erst spät am Nachmittag. Das hält er für großartige Medizin gegen Stress im Beruf und nachlassende Konzentrationsfähigkeit.

KURZE HUNGERZEITEN HÄRTEN GEHIRNZELLEN AB

Hinter den erfreulichen Effekten steckt ein Stoff namens BDNF (Brain-derived neurotrophic factor). Sein Spiegel im Gehirn steigt, wenn wir stunden- oder tageweise fasten. BDNF reguliert die Nerventätigkeit, vertieft den Schlaf, hebt die Stimmung und wirkt schmerzstillend – jedenfalls im Tierversuch. Dass es uns Menschen ähnlich ergeht, berichten viele Berufstätige von der 5:2-Diät. Kein Wunder, denn der nützliche Stoff bewahrt unsere Nervenzellen vor frühzeitigem Zerfall und unterstützt ihre Anpassungsfähigkeit. Ist der BDNF-Spiegel hoch, lernen wir lieber, und unser Gedächtnis funktioniert besser. Kurzzeitiges Fasten wirkt auf die Nervenzellen deshalb wie ein Anti-Stress-Training.

Das Geheimnis einer guten Figur ist auch der Schlüssel zu mehr Leistungsfähigkeit und Kreativität. Denn die 5:2-Diät eröffnet ein erstaunliches Potenzial zur Regeneration von Kopf und Körper.

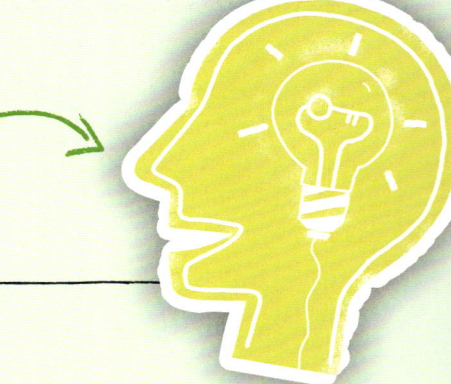

Rezepte für den Fasten-Proviant

Mit eigenem Proviant können sich 5:2ler auch im Job oder unterwegs satt essen und dabei das Budget der Fastenkalorien fest im Griff halten.

Keine Zeit zum Vorbereiten? Macht nichts. Auch ein herkömmlicher Supermarkt bietet alles, was für eine optimale Fastenmahlzeit wichtig ist: magere Eiweißquellen wie etwa gegarte Shrimps, fertig gebratenes Geflügel und magerer Bratenaufschnitt oder geräucherte Forellenfilets. Dazu ein frischer Salat aus der Kühltheke – schon ist die ausgewogene Mittagsmahlzeit fertig!

Die Portionsgrößen für die folgenden Rezeptideen bitte den Lebensmittellisten (Seite 50–53) entnehmen.

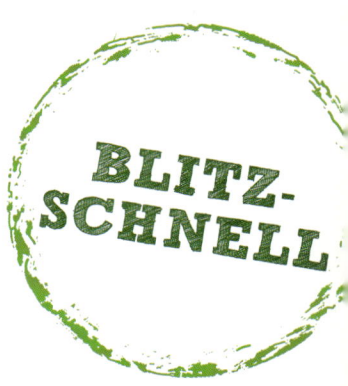

SHRIMPS AUF SALAT

1 Portion gegarte Garnelen (oder Flusskrebsfleisch) mit Zitronensaft beträufeln. 1 Portion Salatblätter in eine Transportbox geben, mit kohlenhydratfreiem Dressing (Seite 167) beträufeln und die Garnelen darauf anrichten. Mit Schnittlauch bestreuen.

HÄHNCHEN MIT PAPRIKA

1/2 Paprikaschote in Streifen schneiden. Mit einer Handvoll Rucolablätter in eine Dose geben. 1 Portion Hähnchenbrust in Scheiben (Kühltheke) darauf anrichten. 1 TL Erdnusskerne darüberstreuen.

GURKENSALAT MIT BRATEN

1/2 gewürfelte Gurke mit einer geraspelten Möhre und etwas gehackter frischer Minze in einer Box mischen. 1 TL Olivenöl, 2 TL Zitronensaft, Salz und Pfeffer verrühren und über das Gemüse träufeln. 1 Portion mageren Bratenaufschnitt darauf anrichten.

KASSLER MIT KRAUTSALAT

50 g Krautsalat in klarer Sauce (Kühlregal) gut abtropfen lassen. 1 Portion fein gewürfelte Zucchini und 1 TL Kürbiskerne untermischen. Kräftig pfeffern und in eine Transportbox geben. 1 Portion mageren Kassleraufschnitt darauf anrichten.

VOM MONSTER ZUM KUSCHELTIER:
AB HEUTE IST DER HUNGER
— MEIN FREUND —

Klar kann es sein, dass an den ersten Fastentagen der Magen knurrt. Doch an Hunger, Appetit und der Lust zu essen trägt nicht der leere Magen die Schuld, sondern der Kopf. Und den kann man umstimmen.

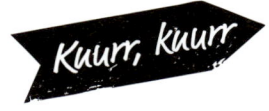

Jeder, der sich zum ersten Mal an die 5:2-Diät heranwagt, fragt sich: Wie komme ich mit dem Hunger zurecht? Wie fühlt er sich an? Die meisten Menschen beschreiben ihn als leeres Gefühl im Magen, manche werden etwas unruhig und fühlen mehr Bewegungsdrang als sonst. Andere finden, dass Kopfschmerzen ein Zeichen von Hunger sein könnte. Wissenschaftler gehen jedoch davon aus, dass viele von uns echten ursprünglichen Hunger kaum noch kennen, weil wir heute oft vorbeugend essen und den Magen mit stetigen kleinen Portionen halb gefüllt halten.

Wenn die Kontrollsysteme versagen

Damit die uralte Melodie von Hunger und Sattwerden perfekt erklingt, muss ein ganzes Orchester von Nervenbotenstoffen mit fein abgestimmten Einsätzen spielen. Das Gehirn schwingt dabei den Dirigentenstab, denn Hunger entsteht im Kopf, genauer gesagt, in einem speziellen Bereich des Gehirns: im Hypothalamus. Ein verschlungenes Netzwerk grauer Zellen registriert rund um die Uhr, wie es um unseren Energiebedarf und die Reserven in unserem Körper bestellt ist. Dafür sitzen im gesamten Verdauungstrakt kleine Messstationen, sogenannte Rezeptoren, die ausforschen, was und wie viel wir essen. Zunächst signalisieren Fühler im Magen den Füllstand und die Dehnung der Magenwände, dann melden mit der Zeit auch andere Organe des Verdauungstrakts ans Gehirn, welche Nährstoffe an ihnen vorbeischwimmen. Unser Gehirn kann feststellen, was gerade fehlt, und fordert dann gezielt Kohlenhydrate, Fett oder Proteine an. Registriert das Gehirn Energiemangel, kommt der Hunger. Sinkt zum Beispiel der Blutzuckerspiegel, weil schon lange keine Kohlenhydrate mehr gegessen wurden, melden sich Leber, Bauchspeicheldrüse und Magen. Die

Folge: Ganz bestimmte graue Zellen im Gehirn sagen dem Betroffenen dann auf ihre spezielle und unwiderstehliche Art: „Iss was!" Doch der vielstimmige Chor der Hunger- und Sättigungssignale kann durch unseren modernen Lebensstil leicht aus dem Gleichklang geraten, weil wir die natürlichen Kontrollsysteme überfordern. Von außen werden sie durch unsere oft stressigen Lebensumstände, durch Schlafmangel und allzu große Portionen an Fett und Zucker beeinflusst, von innen durch unsere Gefühle. Geraten die Signale aus dem Gleichgewicht, plagt uns der Hunger mehr als nötig. Dann drängelt der Kopf und schreit „Alles nicht genug!", obwohl der Teller übervoll war. Wir essen häufiger und mehr, als uns guttut. Was dagegen hilft? Regelmäßig zwei Tage fasten.

Lasst Hirnzellen sprießen

Wenn man sich ernsthaft für die zwei Fastentage pro Woche entschieden hat, erklingt der innere Gong, der einen zum Essen rufen will, an diesen Tagen wahrscheinlich nur ganz dezent im Hintergrund des Kopfs. Bei manchem knurrt der Magen zwischendurch auch mal unverfroren laut. Wie man damit umgeht, ist jedoch vor allem eine Frage der Einstellung. Einige Menschen pflegen zum Hunger eine schon fast freundschaftliche Beziehung. Sie sind meist schlank oder gar mager, und Hunger verstärkt ihre Neigung zur Aktivität. Sie finden es auch reizvoll, ein kleines bisschen hungrig zu sein, weil dann die nächste Mahlzeit doppelt so gut schmeckt. Menschen, die schon lange mit ihrem Gewicht kämpfen, sehen im Hunger nicht selten ihren Angstgegner. Bei dem Gedanken

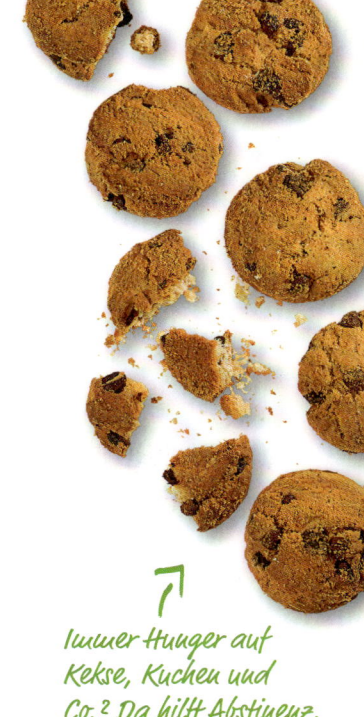

Immer Hunger auf Kekse, Kuchen und Co.? Da hilft Abstinenz. Nach 2 Fastentagen ist die süße Sucht schon viel milder.

Quälgeist

Immer nur an Süßes denken

Heißhunger, ganz speziell auf Süßigkeiten, gibt es das eigentlich? Ist das sehnsüchtige Gefühl nicht einfach nur ein leerer Magen, der nach Nahrung verlangt? Oder kann man nach Snacks wirklich süchtig werden? Viele Schokoholics erzählen von einem Quälgeist im Kopf, der Ihnen im Alltag immerzu dazwischenquatscht. Beim Ausfüllen der Banküberweisungen ruft er nach Schokolade, und im Restaurant schreit er nach Dessert statt nach Suppe und Salat. An der Supermarktkasse flüstert die Stimme: Knusperriegel, Cremekekse, Lakritzkonfekt, Karamellbonbons. Die 5:2-Diät kann diese nervige Sucht mildern und schließlich ganz zum Verschwinden bringen.

an ein Minimum von Essen beschleichen sie ungute Gefühle. Ausgerechnet die besonders disziplinierten Menschen, die liebend gern abnehmen möchten und sich deshalb schon mehrfach auf strenge Diäten eingelassen haben, reagieren oft bereits auf das erste Anzeichen von Hunger ängstlich. All ihre Aufmerksamkeit, jeder Gedanke richtet sich darauf, wie unwohl und bedürftig sie sich fühlen. Dabei ist es ganz einfach, das Monster zu zähmen.

Hunger im Kopf: Wie ein Wecker erinnert uns das sehnsüchtige Gefühl an eine fällige Mahlzeit. Kümmert man sich nicht drum, verschwindet es und macht sich erst später wieder bemerkbar.

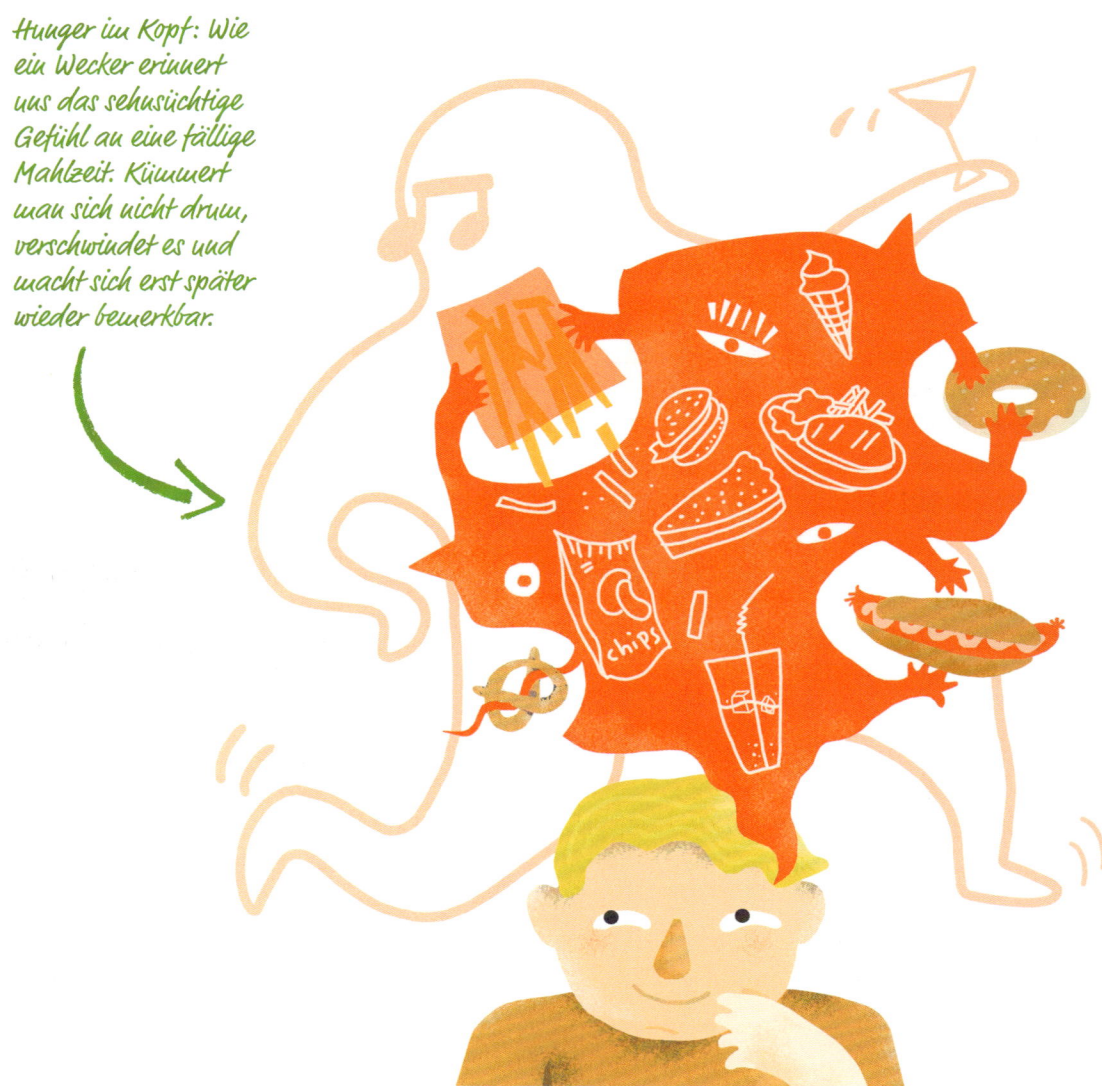

Hunger kann ziemlich sexy sein

Der Mensch ist ein Gewohnheitstier, bis in die letzte Zelle hinein.
Deshalb verlangt das Gehirn an Fastentagen – wie an jedem anderen Tag auch – zur gewohnten Zeit nach der gewohnten Portion
Kalorien, vor allem nach Kohlenhydraten. Bei vielen von uns hat
der Körper gelernt, sich auf ständigen Nachschub zu verlassen.
Doch plötzlich ist alles anders. Mit der üppigen Versorgung durch
mehrere Mahlzeiten und Snacks ist es auf einmal vorbei. Weil Kopf
und Körper sich auf die Fastentage noch nicht eingestellt haben,
kommt zur gewohnten Zeit der Impuls: Jetzt will ich essen!
Erscheint der gewohnte Nachschub nicht gleich, leidet die Laune.
Doch unser Gehirn lernt und verändert sich mit seinen Aufgaben.
Nach einiger Zeit, wenn wir den grauen Zellen oft genug bestätigt
haben, dass kein Grund zur Sorge besteht, geben sie Ruhe. Dann
wird die innere Versorgung aus den Vorräten des Körpers immer
schneller angeschoben, der Körper bedient sich ohne Murren aus
den Fettpolstern und wandelt sie aktiv in Energie um. Viele Menschen fühlen sich dann befreit und ganz besonders energiegeladen.
Neue Forschung zeigt, dass Veränderungen im Essverhalten – wie
etwa zwei Fastentage – bereits nach kurzer Gewöhnungszeit als
ganz normal angenommen werden, weil das Anpassungspotenzial
im Gehirn enorm ist. Man muss sich selbst und seinen grauen
Zellen nur geduldig immer wieder sagen, dass die Portionen an
Fastentagen zwar klein sind, aber gut ausreichen. Und dass daher
kein Grund zur Panik besteht.

Pure Lust

Appetit, der kleine Bruder des Hungers

*Stellen Sie sich vor, Sie hätten gerade die für Ihren Fastentag vorgesehene Portion
Hühnchen mit Salat verspeist. Sie fühlen sich gesättigt, es hat Ihnen gut geschmeckt.
Nun machen Sie einen kurzen Spaziergang um den Block. Dabei kommen Sie an
einem der unzähligen Backshops vorbei. Der warme süße Duft ofenfrischen Gebäcks
steigt Ihnen in die Nase. Mmhh, denken Sie vielleicht, jetzt ein Stück Kuchen, das
wäre doch toll! Das sehnsüchtige Verlangen, das versucht, Sie in den Laden zu locken,
ist kein Hunger, sondern die pure Luxusversion davon: reine Lust, Appetit. Während
echtes körperliches Hungergefühl uns drängt, irgendetwas zu essen, das den Hunger
stillt, ist unser Appetit wählerisch: Ein frisches Stück Kuchen, ja, das ginge noch. Aber
bitte kein weiterer Teller Salat.*

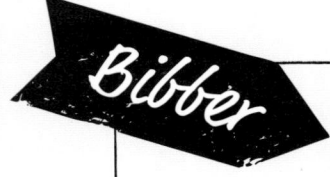

Hungerstopp durch Protein

Eine lästige Nebenwirkung beim Abnehmen: Man fröstelt leicht und würde am liebsten nur noch mit Daunenweste herumlaufen. Kann man dagegen etwas tun? Ja, und zwar etwas ziemlich Einfaches, das die 5:2 Diät ohnehin empfiehlt: genügend Protein, also Eiweiß essen. Eier, Fisch und Fleisch feuern die innere Heizung an. Im Fachjargon heißt der wärmende Effekt von Mahlzeiten „postprandiale Thermogenese". Alle Nährstoffe verursachen nach dem Essen eine unterschiedlich starke und lang anhaltende Wärmeproduktion im Körper. Protein ist mit 18 bis 25 Prozent der aufgenommenen Energiemenge der beste Wärmespender. Wie viel Energie dabei abgefackelt wird, hängt von der Menge der Muskeln ab, die ein Mensch besitzt.

DEN INNEREN OFEN ANHEIZEN

Proteinreiche Lebensmittel wärmen nicht nur, sie stoppen auch das Hungergefühl besonders nachhaltig. In Studien wurden Männer, die einen erhöhten Proteinanteil verzehrten, besser satt, hatten nachts weniger Lust zu essen und beschäftigten sich weniger mit dem Gedanken an Essen. Auch Frauen berichteten von einer höheren Sättigung und größerer Zufriedenheit nach den Mahlzeiten. Vor allem wenn es darum geht, einen runden Bauch wegzukriegen, helfen eiweißbetonte Gerichte.

DER EIWEISSTRICK

Aber diese Vorteile sollten niemanden verleiten, auch an den restlichen fünf Tagen der Woche nur noch Fleisch und Fisch zu essen. Es gibt Menschen, die auf die große Protein-Sause mit Verstimmungen reagieren, denn der Spiegel des entspannend wirkenden Nervenbotenstoffs Serotonin sinkt, wenn kaum mehr Kohlenhydrate auf den Teller kommen. Bei anderen leiden Leber oder Nieren unter der Eiweißflut. Es reicht, den Eiweißtrick an den zwei Fastentagen anzuwenden. Bekommt der Körper zu oft zu viel des Guten, lässt der Sättigungseffekt nach.

Menschen mit empfindlichem Zuckerstoffwechsel können ihren Hunger an Fastentagen mit proteinreichen Gerichten nachhaltig stillen. Wichtig dabei: An den restlichen fünf Tagen auf ballaststoffreiche Zutaten wie Vollkorn und Hülsenfrüchte setzen. Sie gleichen die Nachteile üppiger Eiweißmengen aus.

Meistens gute Laune

Wenn Menschen auf einen leeren Magen geradezu ängstlich oder ärgerlich reagieren, liegt die Ursache am Fehlen der gewohnten Dosis des besänftigend wirkenden Botenstoffs Serotonin. Er verleiht uns angenehme Gefühle, wenn reichlich Kohlenhydrate aus Zucker, Brot und Kuchen in den Magen kommen. Werden die Rationen knapp und der Körper muss an seine Reserven gehen, sinkt der Spiegel, bis der Körper gelernt hat, sich den nötigen Nachschub aus den Vorräten zu holen und damit das Wohlbefinden wieder herzustellen. Neurobiologen fanden heraus, dass Menschen in Entscheidungssituationen ungeduldiger reagieren, wenn ihr Serotoninspiegel abfällt. Also beim Einstieg in die 5:2-Diät nicht an den ersten zwei Fastentagen die Welt retten wollen, sondern lieber in den Schongang schalten. Hat sich der Körper erst aufs Fasten eingestellt, steigt der Serotoninspiegel wieder an.

Zwei gekochte Eier und ein Teller Salat: kein schlechtes Essen an Fastentagen! Weitere Eierrezepte auf den Seiten 71, 79, 83 und 93.

Wohlfühlhormone fließen lassen

Was haben Lieblingsgerichte, tolle Musik und Geld gemeinsam? Auf den ersten Blick nichts und doch ziemlich viel. Sie alle können nämlich unser Belohnungssystem im Gehirn ansprechen – Nervenzellen im Großhirn, die für uns einordnen, was schön, gut und der Mühe wert ist. Egal, ob wir uns mit einer Packung Pralinen belohnen oder ob uns jemand mit einem Kompliment erfreut: Immer ist dasselbe System am Werk. Es zahlt sich aus, sich an Fastentagen mit besonders angenehmen, aber kalorienfreien Aktivitäten zu verwöhnen. Also Action: Bei Kunst, Musik, Gesang und Tanz fließen die Wohlfühlhormone und vertreiben den Hunger.

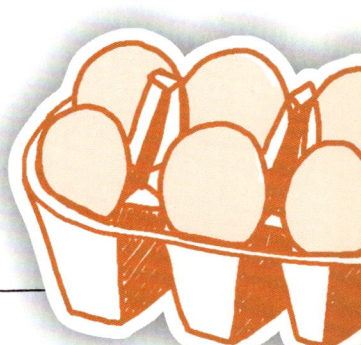

Gut gegen Hunger: Eier

Eine erfreuliche Nachricht für alle Eierfans: Im Vergleich zu anderen Eiweißquellen mit gleicher Kalorienzahl dämpfen Eier den Hunger am besten und reduzieren die Kalorienaufnahme längerfristig. US-Studien zeigten, dass ein Frühstück mit Ei den Appetit für bis zu 36 Stunden positiv beeinflussen kann. Der Grund liegt wahrscheinlich im hohen Gehalt an wichtigen Eiweißbausteinen, vielleicht auch am reichlich enthaltenen Nervenbaustoff Cholin. Also an Fastentagen ruhig öfter ein Ei genießen.

SECHS TIPPS
GEGEN HUNGER

Hunger kann man auch lieben. Die folgenden sechs Tipps helfen Ihnen dabei, überschießende Esslust in figurfreundliche Bahnen zu lenken.

TESTEN UND ÜBEN

Wahrscheinlich werden Sie an Ihrem ersten Fastentag zu der Zeit hungrig werden, zu der Sie sonst üblicherweise essen. Keine Sorge, das wird sich lange nicht so unangenehm anfühlen, wie Sie jetzt denken. Lassen Sie das Magengrummeln einfach zu. Sie werden feststellen: Man muss nicht essen, wenn man hungrig ist.

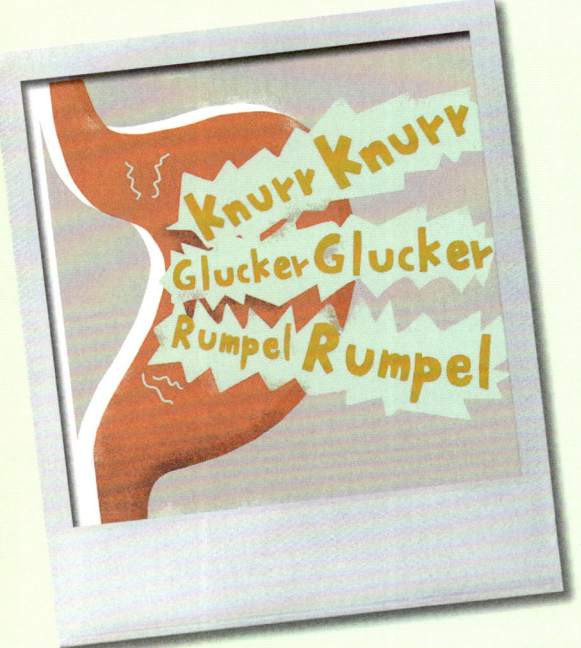

MAGENKNURREN NICHT SO WICHTIG NEHMEN

Eine Alarmglocke schrillt, wenn der Magen knurrt? Dann einfach bemerken: „Ach, ich bin hungrig. Mal sehen, wann es was zu essen gibt." Oder denken: „Hunger? Kann ich jetzt nicht gebrauchen!" Wenn der Kopf das lästige Signal nicht beachtet, bis es nach einiger Zeit wiederkehrt, lernt man Hunger wahrzunehmen, ohne ihm gleich nachgeben zu müssen.

LOCKER ZULASSEN

Erleben Sie Ihren leeren Magen so intensiv, dass Sie nur noch an Hunger denken? Dann bringen Sie Ihrem Gehirn bei: Ein leerer Magen ist kein Drama, er lässt sich bei der nächsten Mahlzeit wieder füllen. Wer sich darüber klar geworden ist, sagt beim nächsten Hungersignal zu sich selbst: „Ja, ich bin hungrig. Aber das macht nichts. Ich kann warten."

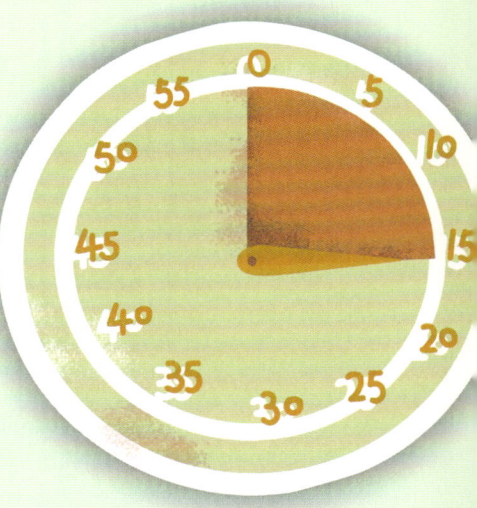

EINFACH MAL ABWARTEN

Meldet sich an den Fastentagen der Hunger, bevor es Zeit zum Essen ist, wenden Sie sich einfach anderen Dingen zu. Gehen Sie zum Beispiel aus dem Zimmer, beginnen Sie eine neue Aufgabe, rufen Sie jemanden an. Werden die Gedanken von anderen Dingen voll in Anspruch genommen, schwindet das Hungergefühl. Spätestens nach fünfzehn Minuten ist es vergangen.

SYMPATHIE FÜR DEN HUNGER ENTWICKELN

Oft hilft es schon, den Blickwinkel zu verändern. Bewerten Sie Hunger nicht als Bedrohung, sondern als ein nützliches biologisches Signal, das Ihnen sagt: „Um diese Zeit isst du gewöhnlich" oder „Hast lange nichts mehr gegessen". Dann verleihen Sie ihm eine neutrale oder gar positive Bedeutung.

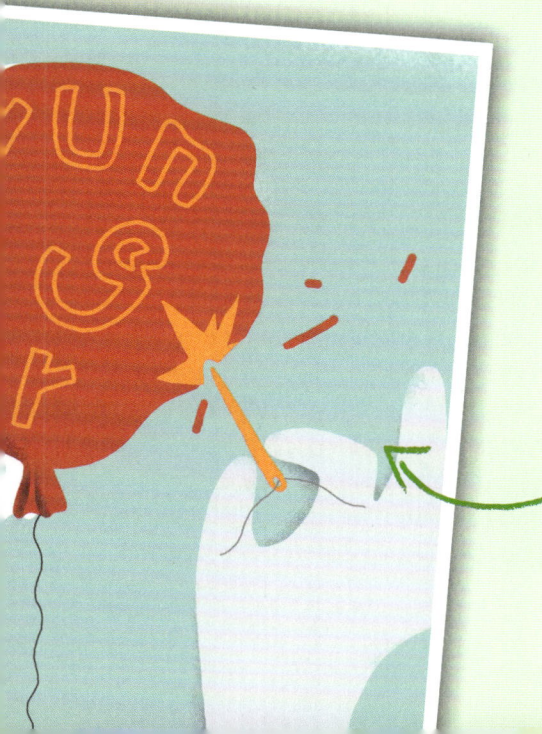

ANDERS BEWERTEN

Das Hungergefühl einfach wegklicken – das klingt zu schön, um wahr zu sein. Doch die gute Nachricht ist: Sie können es wirklich lernen. Wenn Sie nur ein bisschen üben, machen Sie sich die innere Alarmanlage mit der Zeit sogar zum Freund. Kommt der Hunger, einfach daran denken, dass der Körper jetzt gerade an seine Fettreserven geht.

Wer seine Hungergefühle in den Griff bekommt, wird nie mehr ihr Sklave sein und durch regelmäßige Fastentage alle überschüssigen Pfunde loswerden.

WER SCHLÄFT, SÜNDIGT NICHT
TIEFSCHLAF IST DIE BESTE
— HUNGERBREMSE —

Wer schlecht schläft, hat mehr Hunger als ausgesprochene Tiefschläfer. Ein oder zwei unruhige Nächte kann man wegstecken. Wenn es mehr werden und die Waage verrücktspielt, ist die 5:2-Diät willkommen.

Es gibt Leute, die brauchen zehn Stunden Schlaf, andere kommen mit sechs Stunden aus. Doch bei allen erzeugen allzu kurze Nächte bleierne Müdigkeit am Tag danach. Wer langfristig zu wenig oder zu oberflächlich schläft, fühlt sich nicht nur zerschlagen, der Stoffwechsel verändert sich. Dann durchflutet das Stresshormon Kortisol den Körper, das Appetithormon Ghrelin macht Bärenhunger, der Blutdruck steigt, und der Zuckerstoffwechsel gerät aus der Balance.

Auf ein gesundes Maß Schlaf zu kommen, ist aber gar nicht leicht. Jeder dritte Übergewichtige schläft schlecht, weil er schnarcht und der Atem immer wieder aussetzt (Apnoen). Die Beschwerden nehmen mit steigendem Körpergewicht zu. Dabei stört ein dicker Bauch mehr als ein runder Po und dralle Schenkel. Oft beginnt ein Teufelskreis: Wer wenig Tiefschlaf bekommt, nimmt zu. Und wer zu dick ist, schläft oft schlecht.

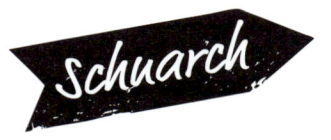

Koffeinfans sind zum Beispiel zu lange wach, weil sie nach zehn Tassen Kaffee oder einem halben Dutzend Energydrinks nicht zur Ruhe kommen. So haben sie auch viel Zeit zum Knabbern.

Im Schlaf fasten wir automatisch

Wer besser schlafen will, kann den Kaffee reduzieren, abends meditieren und Baldrianpillen nehmen. Oder aber tageweise fasten! Ist das fein konstruierte Schlafgebäude durch äußere Einflüsse wie etwa einen aufreibenden Lebensstil reparaturbedürftig geworden, kann die 5:2-Diät helfen. Sie schlägt zwei Fliegen mit einer Klappe, weil sie nicht nur das Körpergewicht reguliert, sondern gleichzeitig auch die Resettaste für tieferen Schlaf drückt.

Wenn wir spät abends nichts essen und tief schlafen, läuft im Körper vieles anders als tagsüber. Die Zeit, in der der Körper befreit ist von Verdauungsarbeit und Umweltansprüchen, nutzt er zum Aufräumen. Defekte Zellen, aus denen Tumore wachsen könnten, zerlegt er in ihre Einzelteile und recycelt sie. Tagsüber entstandene Fehler im Erbgut werden repariert. Die Energie dafür holt sich der Körper aus den Vorräten.

An Fastentagen schlafen 5:2ler oft kürzer als sonst, fühlen sich aber trotzdem erholt, weil sie tiefer „abtauchen". Natürlich reagiert jeder etwas anders. Die einen sind vor allem zu Beginn der Diät durch das verringerte Schlafbedürfnis irritiert, andere freuen sich darüber, nach Jahren von unruhigen durchwachten Nächten endlich wieder tief zu schlafen und erholt aufzuwachen.

Für viele ist es gewöhnungsbedürftig, hungrig ins Bett zu gehen. Aber das ist eine Frage der Einstellung. Macht man sich klar, dass das knurrige Gefühl in der Magengegend den Fettabbau begleitet, fühlt man sich beim Zubettgehen schon besser. Vor allem, wenn der Schlaf mit jeder Woche tiefer und das Schnarchen leiser wird.

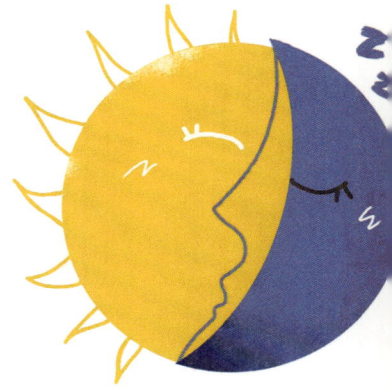

Wenn die Nacht zum Tag wird

Menschen, die zu wechselnden Tageszeiten arbeiten, sind besonders anfällig für Übergewicht durch mangelnden Schlaf. Ausgeprägte Abendmenschen, die die Nacht gern zum Tag machen, vertragen Nachtarbeit meist besser als Morgenmenschen. Wer nach der Schicht aber auf Dauer tagsüber nicht in den Tiefschlaf findet, immer dicker und unglücklicher wird, sollte besser die Dienstzeiten wechseln. Oder einen Termin bei einem Facharzt für Arbeitsmedizin machen, sich dort beraten lassen und dann in die 5:2-Diät einsteigen.

Wer schlechter schläft, wird leichter dick. Also rechtzeitig die Augen zumachen und träumen.

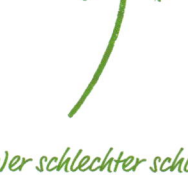

Gut schlafen und fasten

Wer oft zu wenig Schlaf bekommt, plant zum Einstieg in die 5:2-Diät einen wöchentlichen Tag zum Ausschlafen ein. Dafür genügt es, sich einen Abend ohne Aufgaben und einen Morgen ohne feste Aufstehzeit frei zu halten. Was außerdem gegen Müdigkeit und verstärkten Hunger hilft? Sonne und helles Tageslicht. Die Schlafregler im Gehirn profitieren von einem kurzen Spaziergang im hellen Mittagslicht. Dabei keine Sonnenbrille tragen, damit die Augen den Lichtreiz ans Gehirn weiterleiten können. Koffein und Alkoholkonsum einschränken, oder ausprobieren, ob man besser schläft, wenn man die „Drogen" komplett weglässt.

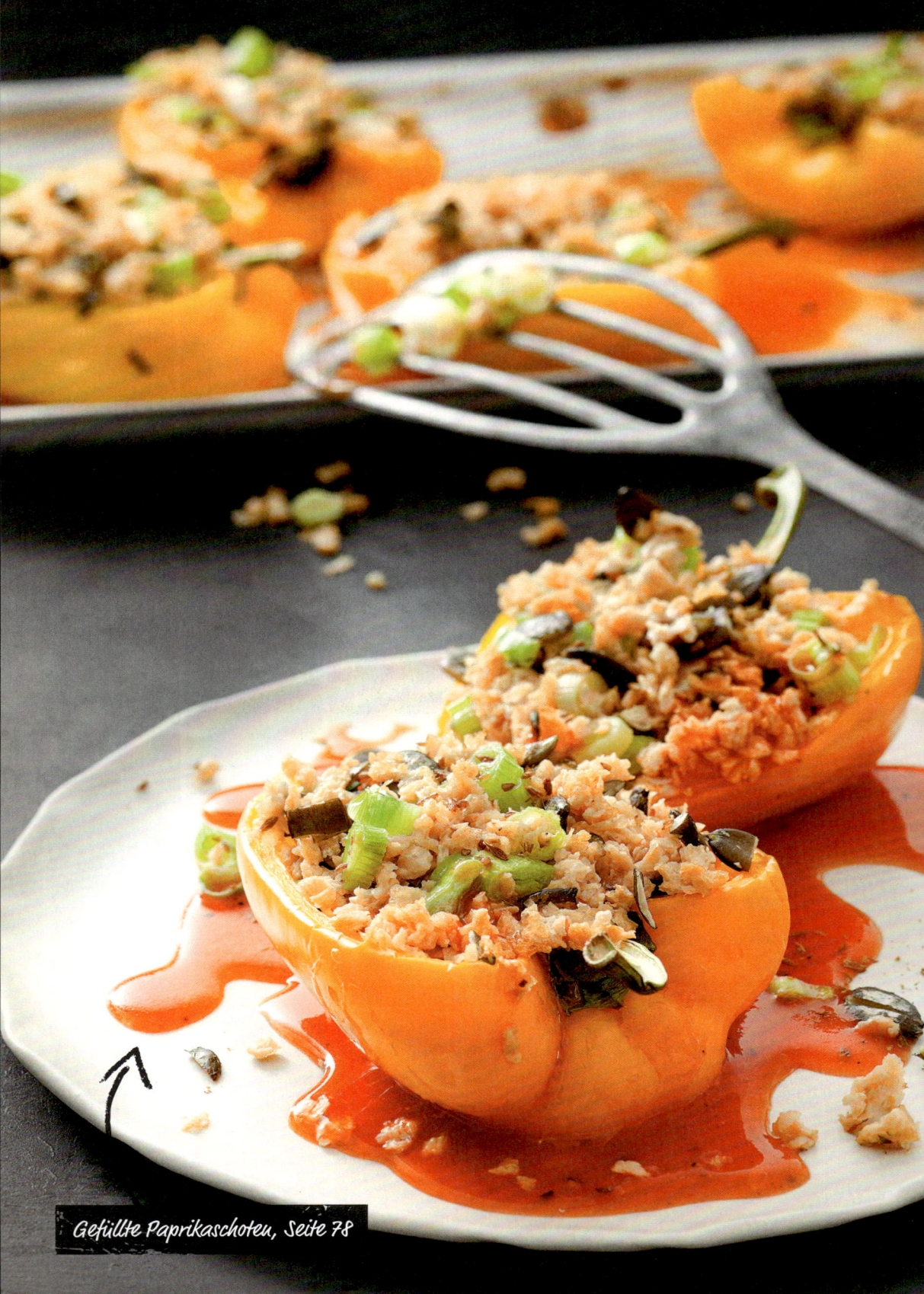

Gefüllte Paprikaschoten, Seite 78

REZEPTE FÜR DIE FASTENTAGE

Die Zunge wird recht

— EMPFINDSAM, —

wenn der Bauch länger leer

war. Aber was gibt es zu essen? Natürlich

keine ärmlichen Magenfüller!

Sondern fabelhaft einfache, klug komponierte

Gerichte mit dem gewissen Etwas,

das alle Sinne befriedigt. Kombinier- und erweiterbar.

══ AUSGEKOCHT LECKER, ══

für Solisten und Familienmenschen

gleichermaßen ideal. Also

seitenweise Rezepte, die das Zeug haben, die
Allzeit-Hitliste Ihrer LIEBLINGSGERICHTE
zu erobern. Trotz ausgeklügelter Nährstoffe.

Heidelbeer-Müsli

Für 1 Portion:

50 g Heidelbeeren (tiefgekühlt)

150 g Magerquark

3 EL Milch (1,5 % Fett)

2–3 TL Zitronensaft

Süßstoff

2 EL geschroteter Leinsamen (20 g)

1 TL Nusskerne (Sorte nach Geschmack)

1 Die Heidelbeeren eventuell bereits am Vorabend aus dem Gefrierschrank nehmen und auftauen lassen.

2 Magerquark mit Milch glatt rühren und mit Zitronensaft und etwas Süßstoff abschmecken. Heidelbeeren, geschroteten Leinsamen und Nusskerne unterheben.

> **Pro Portion: 26 g Eiweiß, 248 Kalorien**

Himbeer-Muffins
mit Leinsamen

Für 6 Muffins:

4 Eier

150 g Magerquark

3 EL geschroteter Leinsamen (30 g)

20 g Sojamehl

1/2 TL Guarkernmehl

Süßstoff

100 g Himbeeren (tiefgekühlt)

1–2 TL Rapsöl

1 Eier, Magerquark, Leinsamen, Sojamehl und Guarkernmehl mit den Quirlen des Handrührgeräts verrühren und mit Süßstoff abschmecken. Die noch gefrorenen Himbeeren unterheben.

2 Sechs Mulden eines Muffinblechs mit Öl ausstreichen und mit der Quarkmasse füllen. Muffins im vorgeheizten Backofen bei 200 °C 15–20 Minuten backen.

Tipp

Die Muffins schmecken lauwarm und kalt. In einer Kunststoffbox halten sie sich im Kühlschrank 2–3 Tage frisch.

> **Pro Stück: 22 g Eiweiß, 236 Kalorien**

Omelett mit Möhrenquark

Für 1 Portion:

150 g Möhren

4–5 Stiele Kerbel

1 EL Magerquark

1–2 EL Zitronensaft

Salz

2 Eier

Pfeffer

1 TL Rapsöl

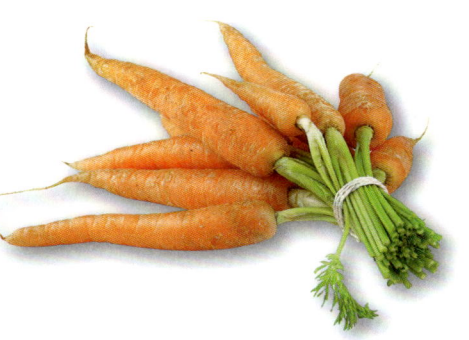

1 Möhren schälen und fein raspeln, Kerbel waschen, trocken schütteln und fein hacken. Möhren und Kerbel mit Quark verrühren, mit Zitronensaft und Salz abschmecken.

2 Eier mit Salz und Pfeffer verquirlen und in heißem Öl bei mittlerer Hitze 3–4 Minuten stocken lassen, dabei die Eiermasse nach etwa 2 Minuten vom Pfannenboden lösen.

3 Ist das Omelett oben nur noch leicht flüssig, den Möhrenquark daraufgeben und das Omelett zur Hälfte zusammenklappen. 1 Minute auf der ausgeschalteten Platte stehen lassen, dann servieren.

Pro Portion: 19 g Eiweiß, 256 Kalorien

Gemüse-Happen mit Käse

Für 1 Portion:

4 kleine Tomaten (à ca. 40 g)

200 g Salatgurke

125 g Schichtkäse (10 % Fett)

Salz

Pfeffer

2 TL gehackte Kürbiskerne

1/2 Beet Shiso-Kresse (oder Gartenkresse)

1 Die Tomaten waschen, trocken reiben und halbieren. Tomatenhälften auf einen Teller geben. Die Gurke waschen, schälen und in mundgerechte Stücke schneiden.

2 Je 1 TL Schichtkäse auf die Tomaten- und Gurkenstücke geben und mit wenig Salz und Pfeffer würzen. Die eine Hälfte der Happen mit Kürbiskernen bestreuen, die andere mit Kresse garnieren.

Pro Portion: 22 g Eiweiß, 217 Kalorien

Gemüse-Rindfleisch-Salat
mit Soja-Sesam-Sauce

Für 2 Portionen:

1 Rindersteak (ca. 225 g)

Salz, Pfeffer

1 TL Rapsöl

150 g Möhren

100 g Sojasprossen

100 g Bambusschösslinge (Dose oder Glas)

5 EL Gemüsebrühe

1 EL Limettensaft

1 TL Sesamöl

1 TL Sojasauce

1 Msp. Guarkernmehl

1/2 Bund Koriander

1 Das Steak mit Salz und Pfeffer würzen und mit Öl bestreichen. Eine Pfanne erhitzen und das Fleisch von jeder Seite 2–4 Minuten braten. Herausnehmen, in Alufolie wickeln und beiseitelegen.

2 Die Möhren schälen und in lange Stifte schneiden. Möhren in kochendem Salzwasser 3–5 Minuten knackig garen, abgießen und abtropfen lassen.

3 Sojasprossen und Bambusschösslinge in einem Sieb unter fließendem Wasser abspülen und abtropfen lassen.

4 Gemüsebrühe, Limettensaft, Sesamöl, Sojasauce und Guarkernmehl verquirlen und mit Pfeffer würzen. Das Fleisch aus der Alufolie wickeln und den ausgetretenen Fleischsaft unter die Sauce rühren.

5 Gemüse mit der Sauce mischen und auf zwei Tellern verteilen. Das Fleisch in dünne Scheiben schneiden und darauf anrichten.

6 Koriander waschen, trocken schütteln und die abgezupften Blättchen über den Salat streuen.

Pro Portion: 30 g Eiweiß, 245 Kalorien

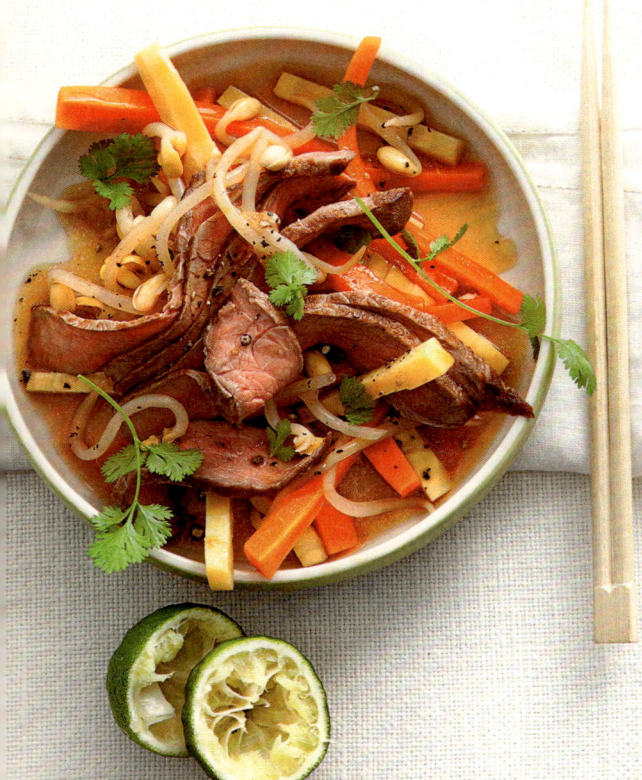

Griechischer Salat
mit Feta und Oliven

Für 1 Portion:

1/2 kleine Gurke, 2 Tomaten

1/2 kleine rote Zwiebel

90 g Feta light

1 EL Weinessig

3 EL Gemüsebrühe

1 TL Olivenöl

1 Msp. Guarkernmehl

Salz, Pfeffer

4–5 schwarze Oliven (entsteint)

einige Salatblätter

1 Gurke schälen, längs halbieren und die Kerne mit einem kleinen Löffel herausschaben. Tomaten waschen, trocken reiben und achteln. Zwiebel schälen und in Ringe schneiden. Den Feta würfeln.

2 Aus Essig, Brühe, Öl und Guarkernmehl eine Salatsauce rühren, mit Salz und Pfeffer abschmecken. Vorbereitete Zutaten und die Oliven unterheben. Die Salatblätter auf einem Teller auslegen, den Salat daraufgeben.

Pro Portion: 21 g Eiweiß, 247 Kalorien

Salat à la Nizza

Für 1 Portion:

1 Ei

1 kleine Dose Thunfisch
(56 g Abtropfgewicht)

50 g Blattsalat

1/2 Paprikaschote

1/4 Gurke

1 Tomate, 1 Frühlingszwiebel

4–5 schwarze Oliven (entsteint)

4 EL Orangensaft, 1 TL Olivenöl

1 Msp. Guarkernmehl

Salz, Pfeffer

1 Das Ei hart kochen, pellen und halbieren. Den Thunfisch abtropfen lassen und grob zerpflücken. Salat, Paprikaschote, Gurke, Tomate und Frühlingszwiebel putzen und zerkleinern. Die Oliven halbieren.

2 Orangensaft mit Öl und Guarkernmehl verquirlen, mit Salz und Pfeffer würzen. Die Sauce mit den Salatzutaten mischen und auf einen Teller geben. Thunfisch und Ei darauf anrichten, Zwiebelstückchen und Oliven darüberstreuen.

Pro Portion: 23 g Eiweiß, 245 Kalorien

DIE SCHNELLEN

Ideen und Rezepte für alle, die ihre Fastentage im Büro verbringen und sich in der Teeküche ganz fix etwas zubereiten möchten.

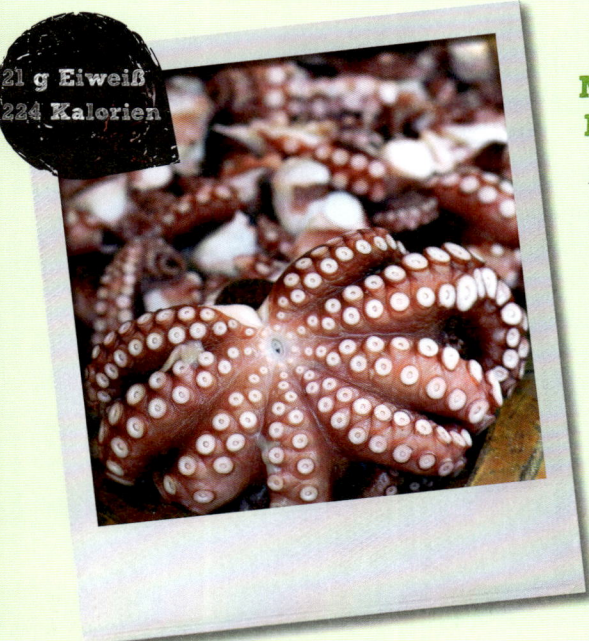

21 g Eiweiß
224 Kalorien

MEERESFRÜCHTESALAT MIT OLIVEN

Für 1 Portion: 1/2 Packung tiefgekühlte Meeresfrüchte auftauen lassen. Mit 2 TL Olivenöl und 1 EL Zitronensaft verrühren. 1 Paprikaschote und 1 kleine Zwiebel in Streifen schneiden, 6–8 Basilikumblätter fein schneiden, 4–5 Oliven halbieren und alles unterheben. Mit etwas Salz und Cayennepfeffer würzen.

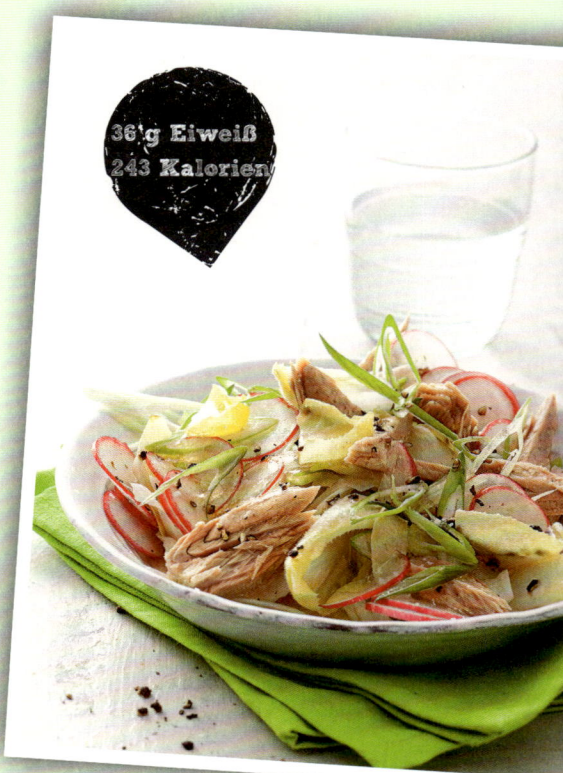

36 g Eiweiß
243 Kalorien

THUNFISCHSALAT MIT SESAMÖL

Für 1 Portion: 1 Chicoréestaude, 3 Radieschen und 1 Frühlingszwiebel putzen und klein schneiden. Mit 1 EL Essig und je 1 TL geröstetem Sesamöl und Rapsöl vermischen und in einer Frischhaltebox mitnehmen. Zum Essen Thunfischfilets (1 kleine Dose) etwas zerpflücken und darauf anrichten. Sparsam salzen und kräftig pfeffern.

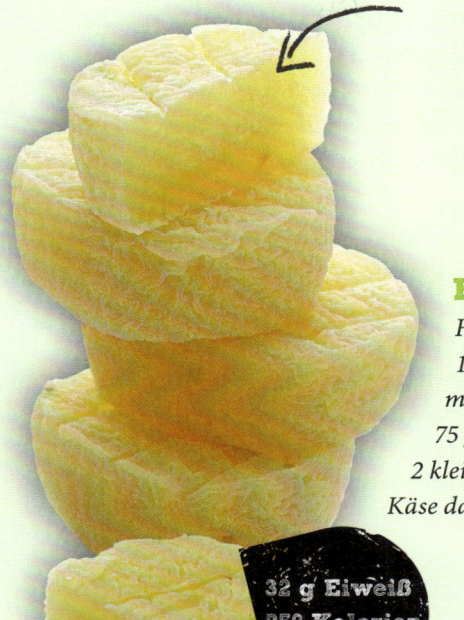

Gut für Fastentage: Harzer Käse, in Österreich auch als Quargel bezeichnet, ist ein Sauer-milchkäse, der viel Protein, aber nur etwa ein Prozent Fett enthält.

BLATTSALAT MIT HARZER

Für 1 Portion: 5 EL Gemüsebrühe, 1 EL Zitronensaft, 1 TL Walnuss- und 2 TL Rapsöl, 1 Msp. Guarkern-mehl, wenig Salz und Pfeffer. Alles verquirlen und mit 75 g vorbereitetem Blattsalat (aus der Kühltheke) und 2 klein geschnittenen Tomaten mischen. 100 g Harzer Käse darauf anrichten.

32 g Eiweiß 250 Kalorien

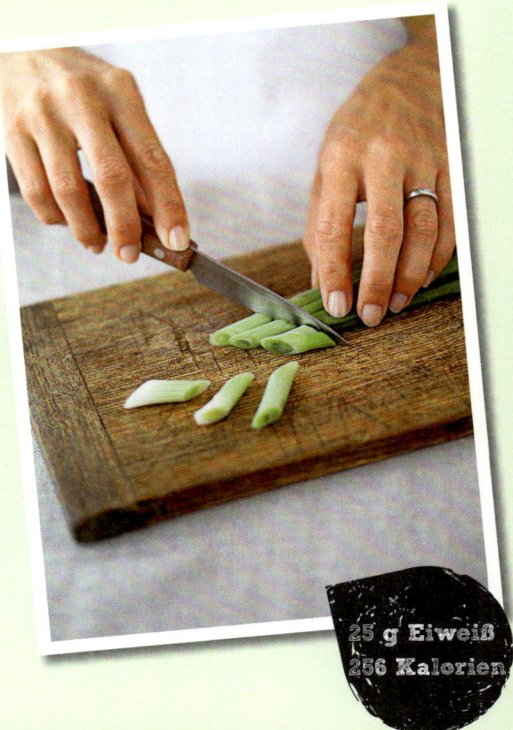

KRAUTSALAT MIT NÜSSEN

Für 1 Portion: 200 g Krautsalat abtropfen lassen, 3 Frühlingszwiebeln in Ringe schnei-den und mit 2 EL Joghurt (1,5 % Fett) unter-heben. 100 g Rindersaftschinken in Streifen schneiden und zusammen mit 1 TL gehackten Haselnüssen auf den Salat geben.

25 g Eiweiß 256 Kalorien

Kürbissuppe mit Filet

Für 2 Portionen:

500 g Hokkaido-Kürbis

200 g Schweinefilet

2 TL Rapsöl

Salz

Pfeffer

gemahlener Kreuzkümmel

gemahlener Koriander

600–700 ml Gemüsebrühe

2 Frühlingszwiebeln

1 Kürbis putzen und würfeln. Schweinefilet in Streifen schneiden und in einem Topf in heißem Öl rundherum braun anbraten. Mit Salz, Pfeffer, Kreuzkümmel und Koriander herzhaft abschmecken.

2 Das Fleisch herausnehmen. Kürbis und Gemüsebrühe in den Bratensatz geben und zugedeckt 20 Minuten kochen. Die Suppe pürieren, mit Salz und Pfeffer würzen. Frühlingszwiebeln putzen, klein schneiden und mit dem Filet zur Suppe geben.

> **Pro Portion: 25 g Eiweiß, 230 Kalorien**

Ratatouille mit Schinken

Für 2 Portionen:

1 große Paprikaschote

300 g Zucchini

300 g Aubergine

1 Zwiebel

3 Knoblauchzehen

je 1–2 Zweige Rosmarin und Thymian

1 EL Olivenöl

1 Dose Pizzatomaten (400 g Füllmenge)

Salz, Pfeffer

150 g Parmaschinken

6–8 Basilikumblätter

1 Gemüse waschen und würfeln. Zwiebel und Knoblauchzehen abziehen. Zwiebel in Spalten, Knoblauch in Scheibchen schneiden. Kräuter waschen und trocken schütteln.

2 Zwiebeln in heißem Olivenöl 2 Minuten glasig dünsten. Gemüse, Knoblauch, Pizzatomaten und Kräuter zugeben. Alles zugedeckt bei kleiner Hitze 8–10 Minuten garen, dann salzen und pfeffern.

3 Schinken auf dem Gemüse anrichten. Mit grob gezupften Basilikumblättchen bestreuen.

> **Pro Portion: 25 g Eiweiß, 246 Kalorien**

Fischsuppe mit Fenchel

Für 2 Portionen:

1 große Fenchelknolle mit Grün

1 Zucchini, 1 Zwiebel

4 TL Olivenöl

2 TL Fenchelsamen

700 ml Gemüsebrühe

250 g Kabeljaufilet

1 EL Zitronensaft

Salz, Pfeffer

1 Fenchel putzen und in Streifen schneiden. Fenchelgrün hacken. Zucchini putzen und würfeln, Zwiebel abziehen und fein würfeln.

2 Fenchelsamen in einem Topf in heißem Öl anrösten Fenchel, Zwiebeln und Brühe zugeben und 5 Minuten zugedeckt garen. Zucchini zugeben und weitere 2 Minuten garen.

3 Fisch in Stücke schneiden und in der Suppe 3–4 Minuten garen, dabei nicht umrühren. Mit Zitronensaft, Salz und Pfeffer würzen, Fenchelgrün darüberstreuen.

Pro Portion: 29 g Eiweiß, 248 Kalorien

Tomatensuppe mit Pilzen

Für 2 Portionen:

300 g braune Champignons

6 Salbeiblätter

4 TL Olivenöl

Salz, Pfeffer

1 Dose Pizzatomaten (400 g Füllmenge)

400 ml Gemüsebrühe

2 gehäufte EL Joghurt (1,5 % Fett)

2 Msp. Guarkernmehl

Süßstoff

120 g Feta light

1 Pilze putzen und vierteln. Salbei waschen, trocken schütteln und in Streifen schneiden.

2 Pilze in heißem Öl braten, bis die ausgetretene Flüssigkeit verdampft ist. Mit Salbeistreifen, wenig Salz und Pfeffer würzen.

3 Tomaten und Brühe aufkochen und pürieren. Joghurt und Guarkernmehl verrühren und in die Suppe rühren. Mit Salz, Pfeffer und Süßstoff abschmecken. Pilze in die Suppe geben und den Feta darüberbröckeln.

Pro Portion: 21 g Eiweiß, 230 Kalorien

Gefüllte **Paprikaschoten**

Für 2 Portionen:

50 g Sojagranulat

2 gelbe Paprikaschoten

2 Frühlingszwiebeln

1 EL gehackte Kürbiskerne

1 Ei

2 TL Sojamehl

Salz

Pfeffer

gemahlener Kreuzkümmel

200 ml Gemüsebrühe

40 g Tomatenmark

1 TL mildes Currypulver

2 EL Schnittlauchröllchen nach Belieben

1 Sojagranulat mit 130 ml kochendem Wasser übergießen und beiseitestellen, bis alles andere vorbereitet ist.

2 Paprikaschoten waschen, trocken reiben und einen Deckel abschneiden. Kerne und Trennwände entfernen. Frühlingszwiebeln waschen, trocken schütteln und in dünne Ringe schneiden.

3 Vorbereitetes Sojagranulat, Frühlingszwiebeln, Kürbiskerne, Ei und Sojamehl in einer Schüssel vermischen, mit Salz, Pfeffer und Kreuzkümmel kräftig würzen.

4 Füllung in die Paprikaschoten geben, Deckel aufsetzen und die Schoten in einen Topf stellen. Brühe mit Tomatenmark und Curry verrühren und dazugießen. Paprikaschoten zugedeckt 20–25 Minuten garen.

5 Tomatensauce abschmecken, nach Belieben Schnittlauchröllchen unterrühren. Paprikaschoten auf Teller setzen und mit der Sauce anrichten.

Pro Portion: 24 g Eiweiß, 245 Kalorien

Gut für Vegetarier: Sojagranulat und Sojamehl liefern sättigende Proteine.

Gefüllte Champignons

Für 1 Portion:

1 kleine Zwiebel

200 g große Champignons (ca. 6 Stück)

2 getrocknete Tomaten

75 g Beefsteakhack (Tatar)

Salz

Pfeffer

1/2 Kugel Mozzarella light

1 Zwiebel abziehen und würfeln. Pilzköpfe säubern, die Stiele herausdrehen und klein schneiden. Tomaten fein hacken.

2 Hackfleisch mit Zwiebeln, Tomaten und gehackten Stielen mischen, mit Salz und Pfeffer würzen. Mischung in die Champignonköpfe füllen. Mozzarella in Scheiben schneiden und darauflegen.

3 Pilze in eine Auflaufform setzen, 3 EL Wasser zugeben und im vorgeheizten Ofen bei 200 °C 25 Minuten backen.

> **Pro Portion: 36 g Eiweiß, 236 Kalorien**

Rahmspinat mit Rührei

Für 1 Portion:

1 Zwiebel

2 TL Rapsöl

200 g Blattspinat (tiefgekühlt)

1 EL Frischkäse (13–17 % Fett)

Salz

Pfeffer

1 Prise Muskat

1 Ei, 1 Eiweiß

1 Zwiebel abziehen und würfeln. In einem Topf in 1 TL heißem Öl 2–3 Minuten glasig dünsten. Blattspinat zugeben und nach Packungsanweisung auftauen und erhitzen. Den Frischkäse unterrühren und mit Salz, Pfeffer und Muskat würzen.

2 Ei und Eiweiß verrühren, mit wenig Salz und Pfeffer würzen. Restliches Öl in einer kleinen, beschichteten Pfanne erhitzen und das Ei darin stocken lassen. Ab und zu mit einem Pfannenwender in die Mitte schieben. Rührei und Spinat zusammen anrichten.

> **Pro Portion: 20 g Eiweiß, 244 Kalorien**

Spargel mit Garnelen

Für 1 Portion:

400 g grüner Spargel

2 TL Rapsöl

2 EL Zitronensaft

2–3 EL Gemüsebrühe

1 EL Schnittlauchröllchen

150 g Eismeergarnelen (Kühlregal)

1 Spargelstangen im unteren Drittel schälen und in einer beschichteten Pfanne in heißem Öl 10–12 Minuten braten.

2 Zitronensaft, Gemüsebrühe und Schnittlauchröllchen zum Spargel geben und unterheben. Eismeergarnelen abtropfen lassen und daraufgeben.

> **Pro Portion:** 32 g Eiweiß, 235 Kalorien

Lachs mit Kirschtomaten

Für 1 Portion:

100 g Lachsfilet

Salz, grober Pfeffer

200 g Kirschtomaten an der Rispe

1 Zweig Thymian oder Rosmarin

1 TL Olivenöl

1 Handvoll Salatblätter
(z. B. Feldsalat oder Rucola)

1–2 EL Zitronensaft

1 Lachsfilet trocken tupfen und mit Salz und Pfeffer würzen. Tomaten an der Rispe waschen und trocken tupfen. Kräuterzweig waschen und trocken schütteln.

2 Öl in einer beschichteten Pfanne erhitzen. Tomaten, Lachs und Kräuterzweig hineinlegen und bei mittlerer Hitze 5–8 Minuten garen, das Lachsfilet zwischendurch einmal wenden.

3 Salatblätter putzen, waschen, grob zerteilen und auf einen Teller legen. Tomaten und Lachs daraufsetzen. Tomaten mit Salz und grobem Pfeffer würzen, Zitronensaft über den Lachs träufeln.

> **Pro Portion:** 22 g Eiweiß, 247 Kalorien

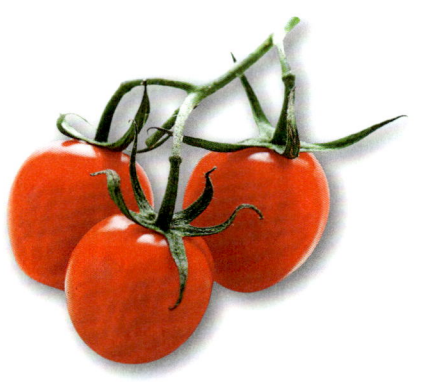

Thunfisch auf Rucola

Für 1 Portion:

1 Knoblauchzehe

Salz

1/2 Bio-Zitrone

1/4 TL gemahlener Koriander

Pfeffer

1 TL Olivenöl

125 g Thunfischsteak

50 g Rucola

3 EL Gemüsebrühe

1 Msp. Guarkernmehl

1 EL Balsamessig

1 kleine Tomate, grobes Meersalz

1 Knoblauch abziehen und mit Salz zerdrücken, sodass eine Paste entsteht. Mit abgeriebener Zitronenschale, Koriander, Pfeffer und Öl verrühren und auf dem Fisch verteilen.

2 Rucola waschen, trocken schütteln und grob hacken. Brühe mit Guarkernmehl, Essig, Salz und Pfeffer verrühren und unterrühren. Tomate waschen, trocken reiben und würfeln.

3 Thunfisch in einer Grillpfanne von jeder Seite 1/2–1 Minute braten. Er soll innen noch roh sein. Mit Rucola und Tomatenwürfeln anrichten, etwas Meersalz darübergeben.

Pro Portion: 31 g Eiweiß, 249 Kalorien

Kabeljau im Bratschlauch

Für 1 Portion:

400 g Gurke

5 EL Gemüsebrühe

2 TL Olivenöl

1 gestrichener EL Senf

1 Msp. Guarkernmehl

150 g helles Fischfilet

Salz, Pfeffer

3 Scheiben Bio-Zitrone

3–4 Stiele Dill

1 Gurke schälen, längs halbieren und in Scheiben schneiden. Brühe, Öl, Senf und Guarkernmehl verrühren und mit den Gurkenscheiben in einen Bratschlauch geben.

2 Fisch würzen, auf das Gemüse legen und die Zitronenscheiben darauf verteilen. Bratschlauch zubinden (oben ein Loch in die Folie schneiden) und auf ein Backblech legen. Im vorgeheizten Ofen bei 200 °C auf der mittleren Schiene 15–20 Minuten garen. Mit frisch gehacktem Dill bestreuen.

Pro Portion: 32 g Eiweiß, 240 Kalorien

Fischbuletten mit Radieschen

Für 2 Portionen:

3 Frühlingszwiebeln

1 TL grüne Pfefferkörner

300 g Seelachsfilet

1/2 Bio-Zitrone, Salz

1 EL Rapsöl, 1 Bund Radieschen

1 Mini-Romano-Salat

4 Bärlauchblätter

6 EL Buttermilch, 2 EL Gemüsebrühe

1 Msp. Guarkernmehl, Pfeffer

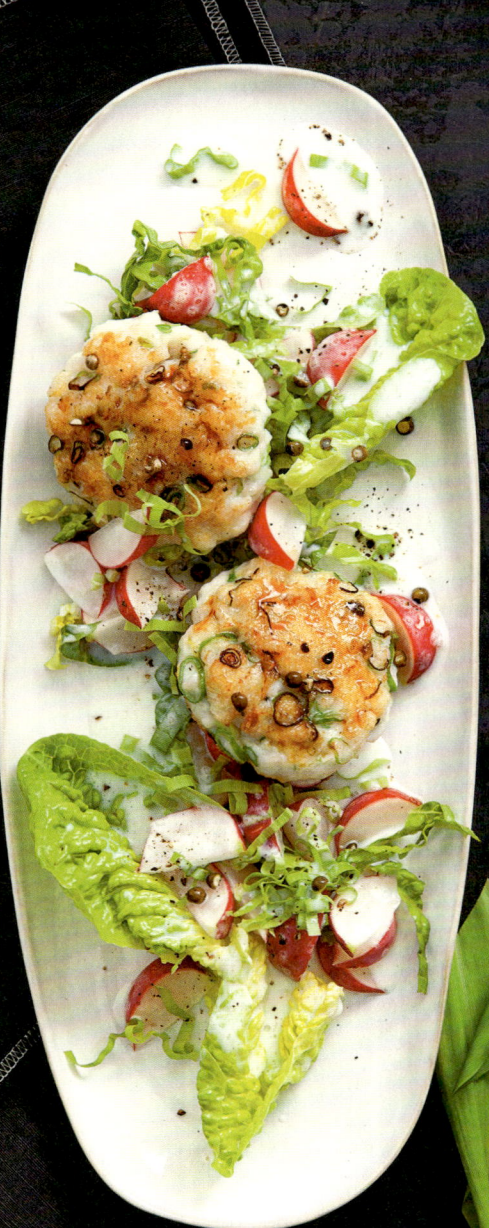

1 Frühlingszwiebeln putzen und hacken, Pfefferkörner sehr fein hacken. Fischfilet im Blitzhacker zerkleinern. Mit Frühlingszwiebeln und grünem Pfeffer mischen, mit Zitronenschale und Salz würzen. Mit feuchten Händen 4 flache Buletten formen.

2 Öl in einer beschichteten Pfanne erhitzen und die Buletten darin bei kleiner Hitze von jeder Seite 3–5 Minuten braten.

3 Radieschen putzen und klein schneiden, Salat und Bärlauch waschen, trocken schütteln und zerpflücken bzw. fein hacken. Buttermilch mit Brühe und Guarkernmehl verquirlen, mit 2–3 EL Zitronensaft, Salz und Pfeffer würzen. Radieschen, Salat und Bärlauch unterheben und zu den Buletten servieren.

Pro Portion: 32 g Eiweiß, 238 Kalorien

Caprese

Für 1 Portion:

350 g Tomaten

4–5 Frühlingszwiebeln

1/2 Bio-Zitrone

1 TL Olivenöl

Salz

Pfeffer

1/2 Kugel Mozzarella light

1 Tomaten waschen, trocken reiben und würfeln. Frühlingszwiebeln putzen, waschen und klein schneiden.

2 Saft und Schale der halben Zitrone und Olivenöl verrühren, mit Salz und Pfeffer würzen, mit den Tomaten und den Frühlingszwiebeln mischen.

3 Mozzarella würfeln und darüberstreuen.

Pro Portion: 16 g Eiweiß, 230 Kalorien

Spinat-Frittata

Für 1 Portion:

125 g Spinat (tiefgekühlt)

1 kleine Zwiebel

1 Ei, 1 Eiweiß

3 EL Milch (1,5 % Fett)

Salz, Pfeffer, Muskatnuss

1 kleine Tomate

2 TL Olivenöl

1 EL geriebener Parmesankäse

1 Spinat auftauen, das Wasser herausdrücken und die Blätter grob hacken. Zwiebel schälen und würfeln. Ei und Eiweiß mit Milch verquirlen, mit Salz, Pfeffer und Muskat würzen. Spinat mit der Eimasse verrühren.

2 Tomate waschen, trocken reiben und in dünne Scheiben schneiden. Zwiebeln bei kleiner Hitze in 1 EL Öl in etwa 2 Minuten glasig dünsten und die Eimasse darübergießen. Von jeder Seite etwa 3 Minuten stocken lassen.

3 Nach dem Wenden Tomatenscheiben auf der Frittata verteilen, den Käse darüberstreuen. Wer mag, bräunt die Frittata noch 2–3 Minuten unter dem Backofengrill.

Pro Portion: 19 g Eiweiß, 245 Kalorien

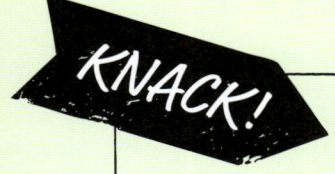

Coole Strömung: Rohkost

Speisen, die weder Backofen und Kochtopf gesehen haben, liegen seit mehr als 100 Jahren regelmäßig im Trend der alternativen Ernährungskonzepte. Engagierte Rohköstler lehnen alles ab, was über 42 Grad Celsius erhitzt wurde.

NICHT ÜBERTREIBEN

Erntefrisches Obst und Gemüse, Nüsse und Sprossen gehören selbstverständlich zur gesunden Küche. Verzehrt man diese Lebensmittel roh, also einfach nur geraspelt oder gehackt, muss man gründlich kauen. So wird man leichter satt und isst folglich weniger als von Gekochtem. So weit, so gut.

1998 untersuchten Ernährungsexperten der Uni Gießen den Gesundheitsstatus von Rohköstlern, die sich zu etwa 70 Prozent von nicht erhitzten Lebensmitteln ernährten. Ein Ergebnis der Studie: 57 Prozent der Teilnehmer hatten Untergewicht, nur ein Prozent Übergewicht. Rohkost macht also extrem schlank, allerdings nicht unbedingt gesund. Etwa ein Drittel der weiblichen Studienteilnehmer litt unter deutlichen Anzeichen von Mangelernährung.

GOURMET-ROHKOST AUS DEM TROCKNER

Viele Rohkostanhänger sehen den Hauptvorzug von unerhitztem Essen in seinem höheren Gehalt an Enzymen und hitzeempfindlichen Biostoffen. Deshalb fabrizieren die Engagierten Pizza, Plätzchen, Apfelchips oder Gemüsebrote im Elektrotrockner bei Temperaturen um 40 Grad Celsius. Moderne Ernährungsexperten halten davon nicht viel. Sie loben vor allem die regulierende Wirkung roher Salate auf den Blutzuckerspiegel. Denn bei vielen Menschen sind erhöhte Blutzuckerwerte schuld an wachsenden Fettpolstern. Um z. B. rohes Grünzeug zu zerlegen, benötigen die Verdauungssäfte viel mehr Zeit als dafür, einer Scheibe Weißbrot die Nährstoffe zu entziehen. Der Grund liegt in der harten Zellstruktur der Pflanzen, die wie eine Barriere wirkt. Sie sorgt dafür, dass die energieliefernden Nährstoffe nur tröpfelnd langsam in die Blutbahn gelangen und den Blutzuckerspiegel für Stunden stabil halten.

Salat und frisch Geraspeltes gefällig? Wunderbar! Aber alles roh essen? Besser nicht. Sonst wird die 5:2-Diät schwer verdaulich!

Ingwer-Möhren
mit Hähnchen

Für 1 Portion:

300 g Möhren

1 kleine Zwiebel

1 haselnussgroßes Stück Ingwer

5 EL Gemüsebrühe

1 EL Apfel- oder Weinessig

1 TL Olivenöl

Salz

Pfeffer

100 g Hähnchenbrust-Aufschnitt

1–2 EL gehackte Petersilie

1 Möhren und Zwiebel schälen. Die Möhren in Scheiben, die Zwiebel in Streifen schneiden. Ingwer schälen und fein reiben.

2 Möhren, Zwiebeln und Ingwer in die Brühe geben, aufkochen und zugedeckt 10–12 Minuten garen. Mit Essig, Öl, Salz und Pfeffer würzen, in eine Schüssel geben und lauwarm abkühlen lassen.

3 Aufschnittscheiben überlappend auf einen Teller legen und die lauwarmen Möhren daraufgeben. Mit Petersilie bestreuen.

Pro Portion: 28 g Eiweiß, 230 Kalorien

Roastbeef mit Kresse-Dip

Für 1 Portion:

1 kleine Gewürzgurke

1/2 EL Kapern

1 Beet Kresse

2 EL Joghurt (1,5 % Fett)

Salz, Pfeffer

200 g Tomaten

1 sehr kleine rote Zwiebel

100 g Roastbeef-Aufschnitt

1 EL Balsamessig

1 Gurke und Kapern fein hacken. Kresse vom Beet schneiden und alles unter den Joghurt rühren. Mit Salz und Pfeffer würzen.

2 Tomaten waschen, trocken reiben, in Scheiben schneiden und auf einen Teller legen. Zwiebel abziehen, in Ringe schneiden, auf den Tomaten verteilen. Salzen und pfeffern.

3 Roastbeef daneben anrichten, Essig über die Tomaten träufeln. Kresse-Dip dazureichen.

Pro Portion: 35 g Eiweiß, 250 Kalorien

Lammlachs mit Rosenkohl

Für 1 Portion:

1 kleine Zwiebel

250 g Rosenkohl

Salz

125 g Lammlachs

Chiliflocken

1 TL Olivenöl

Muskat

Pfeffer

1 Zwiebel abziehen und in Streifen schneiden. Rosenkohl putzen und die Köpfe in Salzwasser in 8–12 Minuten bissfest garen. Abgießen und abtropfen lassen.

2 Lammfleisch mit Salz und wenig Chili würzen und in heißem Öl bei mittlerer Hitze von jeder Seite 3–4 Minuten braten. In Alufolie wickeln und beiseitestellen.

3 Rosenkohl und Zwiebeln in die Pfanne geben und 3–4 Minuten braten. Mit Muskat, eventuell Salz und Pfeffer würzen. Ausgetretenen Fleischsaft zum Rosenkohl geben. Gemüse und Fleisch anrichten.

> **Pro Portion: 35 g Eiweiß, 247 Kalorien**

Kalbsleber mit Salbei

Für 1 Portion:

1/2 Bund Radieschen

50 g Blattsalat
(z. B. Frisée oder Lollo rosso)

2 Zwiebeln

3 TL Rapsöl, Salz, Pfeffer

1 Scheibe Kalbsleber (125 g)

10 EL Gemüsebrühe

3–4 Salbeiblätter, 1 EL Weinessig

1 Radieschen und Salat putzen. Zwiebeln abziehen, in Streifen schneiden und in 2 TL Rapsöl hellbraun braten. Salzen, pfeffern und herausnehmen. Leber trocken tupfen und im Bratfett von jeder Seite 1 Minute braten, mit Salz und Pfeffer würzen. Bratfond mit 6 EL Gemüsebrühe ablöschen, Zwiebeln und Salbei zugeben.

2 Restliche Brühe, Öl und Essig verquirlen, salzen, pfeffern und unter den Salat heben.

> **Pro Portion: 22 g Eiweiß, 243 Kalorien**

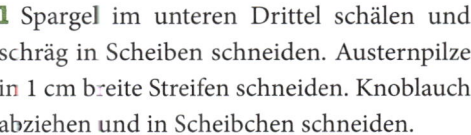

Kalbsschnitzel mit Gemüse

Für 1 Portion:

150 g grüner Spargel

150 g Austernpilze

1 Knoblauchzehe

2 TL Olivenöl

Salz, Pfeffer

Saft und Schale von 1/2 Bio-Zitrone

1 dünnes Kalbsschnitzel (125 g)

1/2 EL gehackte Petersilie

1 Spargel im unteren Drittel schälen und schräg in Scheiben schneiden. Austernpilze in 1 cm breite Streifen schneiden. Knoblauch abziehen und in Scheibchen schneiden.

2 Spargel, Pilze und Knoblauch in 1 TL Öl anbraten, bei mittlerer Hitze zugedeckt 6–8 Minuten garen. Salzen und pfeffern. Zitronensaft darüberträufeln und auf einen Teller geben.

3 Schnitzel mit restlichem Öl bestreichen, mit Salz und Pfeffer würzen und von jeder Seite etwa 2 Minuten braten. Schnitzel auf dem Gemüse anrichten. Mit Petersilie und Zitronenschale bestreuen.

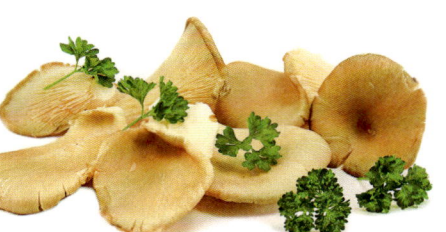

> **Pro Portion: 34 g Eiweiß, 243 Kalorien**

Wurstsalat mit Paprika

Für 1 Portion:

1 kleine rote Zwiebel

1/2 Paprikaschote

4 Radieschen

125 g Putenbrust-Aufschnitt

2 EL Gemüsebrühe

1–2 TL Weinessig, 2 TL Rapsöl

Salz, Pfeffer

1–2 EL Schnittlauchröllchen

1 Zwiebel abziehen und in Ringe schneiden. Paprika und Radieschen putzen, waschen und in feine Streifen schneiden. Putenbrustscheiben in dünne Streifen schneiden.

2 Brühe, Essig und Öl mit wenig Salz und Pfeffer verrühren und die Salatzutaten unterheben. Auf einem Teller anrichten und mit Schnittlauchröllchen servieren.

> **Pro Portion: 33 g Eiweiß, 220 Kalorien**

Muscheln in Tomatensauce

Für 2 Portionen:

1 kg Miesmuscheln (küchenfertig)

1 Fenchelknolle mit Grün

1 Zwiebel

2 Knoblauchzehen

2–3 Stangen Staudensellerie

1 EL Olivenöl

1 Dose Pizzatomaten (400 g Füllmenge)

Salz

Pfeffer

1–2 TL Kräuter der Provence

Saft von 1/2 Orange

1 Muscheln mit kaltem Wasser bedecken, etwa 15 Minuten stehen lassen, geöffnete Exemplare anschließend aussortieren.

2 Fenchel putzen, vierteln und in dünne Scheiben schneiden, das Grün beiseitelegen. Zwiebel und Knoblauch abziehen, die Zwiebel in Streifen schneiden, den Knoblauch hacken. Staudensellerie putzen und die Stangen in feine Scheiben schneiden.

3 Öl in einem sehr großen Topf erhitzen, Zwiebeln und Knoblauch darin 2–3 Minuten glasig dünsten. Tomaten, Fenchel und Staudensellerie zugeben und aufkochen. Mit Salz, Pfeffer und Kräutern würzen und zugedeckt 10–12 Minuten garen.

4 Muscheln zugeben und zugedeckt etwa 5 Minuten in der Sauce garen. Orangensaft unter die Sauce rühren und noch einmal abschmecken. Geschlossene Muscheln aussortieren. Fenchelgrün hacken und darüberstreuen. Die Muscheln mit der Tomatensauce servieren.

> **Pro Portion: 21 g Eiweiß, 244 Kalorien**

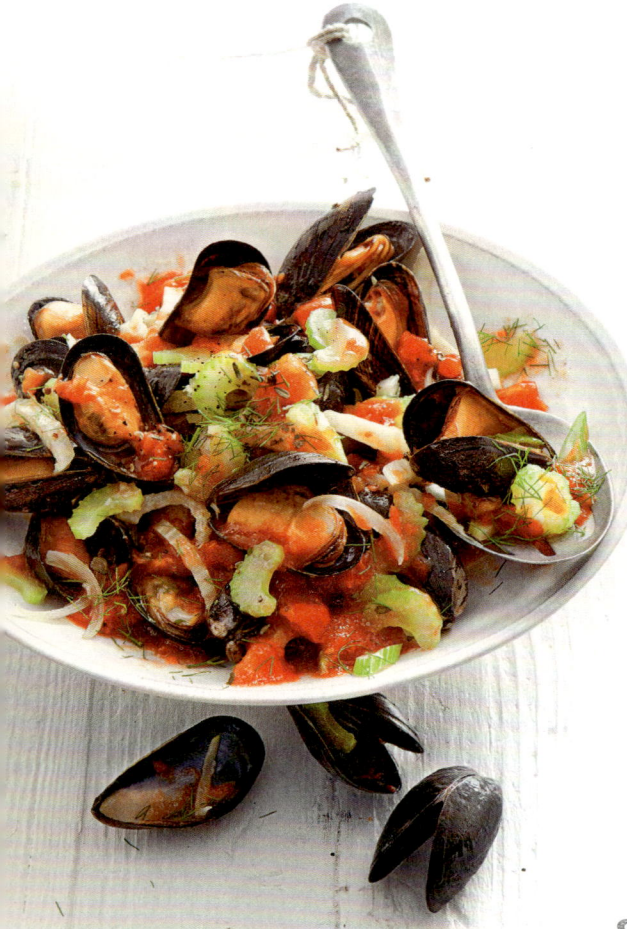

Shirataki-Pfanne

Für 1 Portion:

200 g Shirataki-Nudeln

1/2 Paprikaschote

100 g braune Champignons

2 Knoblauchzehen

1 walnussgroßes Stück Ingwer

5 EL Gemüsebrühe

100 g Eismeergarnelen (Kühlregal)

1–2 EL Sojasauce

Pfeffer

2 TL Sesamöl

1 Shirataki-Nudeln in einem Sieb gründlich abbrausen und abtropfen lassen. Paprika waschen, trocken reiben und in Streifen schneiden, Champignons putzen und in Scheiben schneiden. Knoblauch abziehen und in Scheibchen schneiden, Ingwer schälen und fein reiben.

2 Das Gemüse mit Ingwer, Knoblauch und Gemüsebrühe in einer beschichteten Pfanne zugedeckt etwa 4 Minuten garen. Nudeln und Garnelen unterheben und erhitzen. Mit Sojasauce, Pfeffer und Sesamöl abschmecken.

> Pro Portion: 29 g Eiweiß, 242 Kalorien

Shirataki in Kapernsauce

Für 1 Portion:

1 Zwiebel

1 Knoblauchzehe

125 g Hähnchenbrustfilet

1 TL Olivenöl

1/2 Dose Pizzatomaten (200 g)

25 g schwarze Oliven (entsteint)

1 EL Kapern, Salz, Pfeffer

200 g Shirataki-Nudeln
(z. B. in Bandnudelform)

1 Zwiebel und Knoblauch abziehen und fein würfeln. Hähnchenbrust in Streifen schneiden und in einem Topf in heißem Öl rundherum 3 Minuten hellbraun braten.

2 Zwiebeln und Knoblauch zugeben, 2 Minuten mitbraten, salzen und pfeffern. Die Pizzatomaten zugeben und alles 5–6 Minuten köcheln lassen.

3 Oliven in Scheiben schneiden und mit den Kapern zur Sauce geben, kräftig abschmecken. Nudeln gründlich abbrausen und in der Sauce erhitzen.

> Pro Portion: 33 g Eiweiß, 244 Kalorien

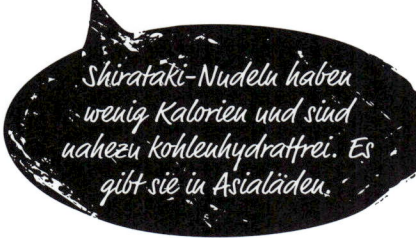

Shirataki-Nudeln haben wenig Kalorien und sind nahezu kohlenhydratfrei. Es gibt sie in Asialäden.

DIE SCHNELLEN

Und noch mehr schnelle Rezepte für alle, die ihre Fastentage im Büro verbringen und sich in der Teeküche fix etwas zubereiten möchten.

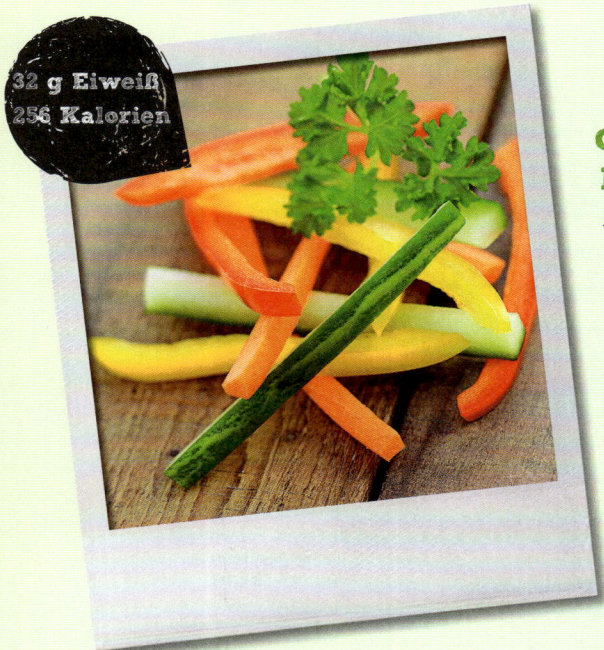

32 g Eiweiß
256 Kalorien

GEMÜSESTICKS MIT HÜTTENKÄSE

Für 1 Portion: 200 g Hüttenkäse mit 2 EL Schnittlauchröllchen und je 1 TL Senf, Zitronensaft und gehackten Kapern verrühren. Mit Salz und Pfeffer würzen. Dazu bis zu 400 g Gemüsesticks (Paprika, Kohlrabi, Gurken, Staudensellerie) zum Dippen.

PAPAYA-GURKEN-SALAT MIT RÄUCHERTOFU

Für 1 Portion: 1/2 Papaya, 1/2 Gurke und 125 g Räuchertofu in mundgerechte Stücke schneiden. 2–3 EL Zitronensaft mit 1 TL Sojasauce und 1/2 EL Olivenöl verrühren und unterheben. Mit wenig Salz und geschrotetem Chili abschmecken und 1 kleine Handvoll Korianderblättchen darübergeben.

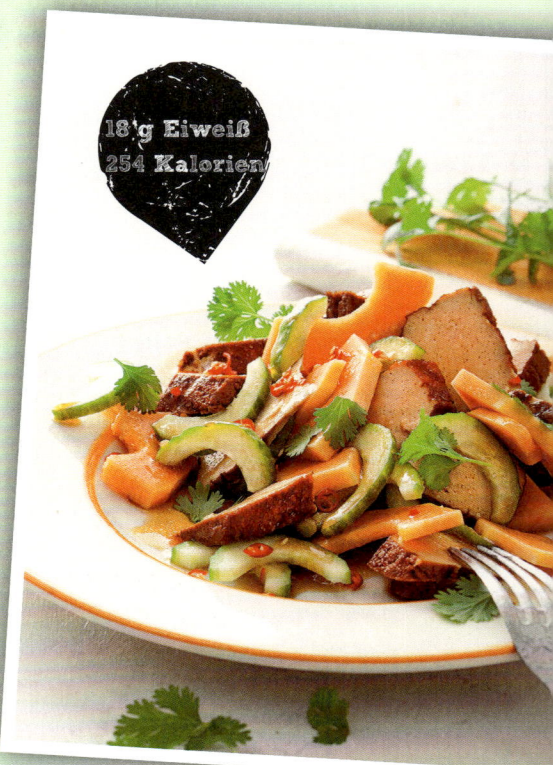

18 g Eiweiß
254 Kalorien

Staudensellerie besteht zu über 90 Prozent aus Wasser. Für gerade mal 15 Kalorien pro 100 Gramm liefern die würzigen Stangen viel Vitamin A, vier B-Vitamine und reichlich Vitamin C.

GESCHMOLZENER KÄSE MIT STAUDENSELLERIE

Für 1 Portion: 125 g Kochkäse mit oder ohne Kümmel (20 % Fett) in der Mikrowelle 1 Minute erwärmen, umrühren und falls nötig noch einmal 30 Sekunden erhitzen. Mit 4–5 Stangen Staudensellerie aufdippen.

23 g Eiweiß
216 Kalorien

GURKENKALTSCHALE

Für 1 Portion: 1 Gurke schälen, würfeln und mit 150 g Joghurt (1,5 % Fett) grob pürieren. Mit 2 TL Apfelessig, 1 TL Olivenöl und Salz würzen. 1 dicke Scheibe geräucherte Putenbrust (etwa 100 g) würfeln, mit ein paar zerstoßenen rosa Pfefferbeeren über die Suppe streuen.

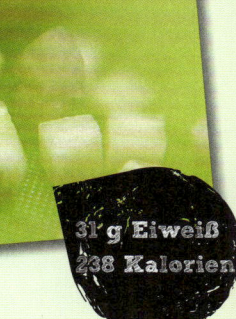

31 g Eiweiß
238 Kalorien

Putensteak
mit Paprika-Avocado-Salat

Für 2 Portionen:

1 kleine gelbe Paprikaschote

1 kleine rote Zwiebel (50 g)

1 Knoblauchzehe

100 g Kirschtomaten

1 EL Limettensaft

2 TL Olivenöl

3 EL Orangensaft

Salz, Pfeffer

Süßstoff

1/2 Avocado

2 Putensteaks (à 125 g)

Chiliflocken

4 Stiele Petersilie

1 Paprika waschen, trocken reiben und in Streifen schneiden. Zwiebel und Knoblauch abziehen, die Zwiebel in Streifen schneiden, den Knoblauch fein hacken. Tomaten waschen, trocken reiben und halbieren.

2 Limettensaft, 1 TL Olivenöl, Orangensaft und Knoblauch in einer Schüssel verrühren, mit Salz, Pfeffer und Süßstoff abschmecken. Avocado schälen, in Spalten schneiden und mit den anderen Zutaten unter die Sauce heben.

3 Putensteaks mit Salz und Chili würzen und in einer Grillpfanne im restlichen Öl von beiden Seiten 3 Minuten braten. Die Pfanne vom Herd nehmen und das Fleisch 3 Minuten nachziehen lassen.

4 Petersilie waschen, trocken schütteln und die Blättchen hacken. Salat mit Petersilie bestreuen und mit den Putensteaks anrichten.

> **Pro Portion: 32 g Eiweiß, 250 Kalorien**

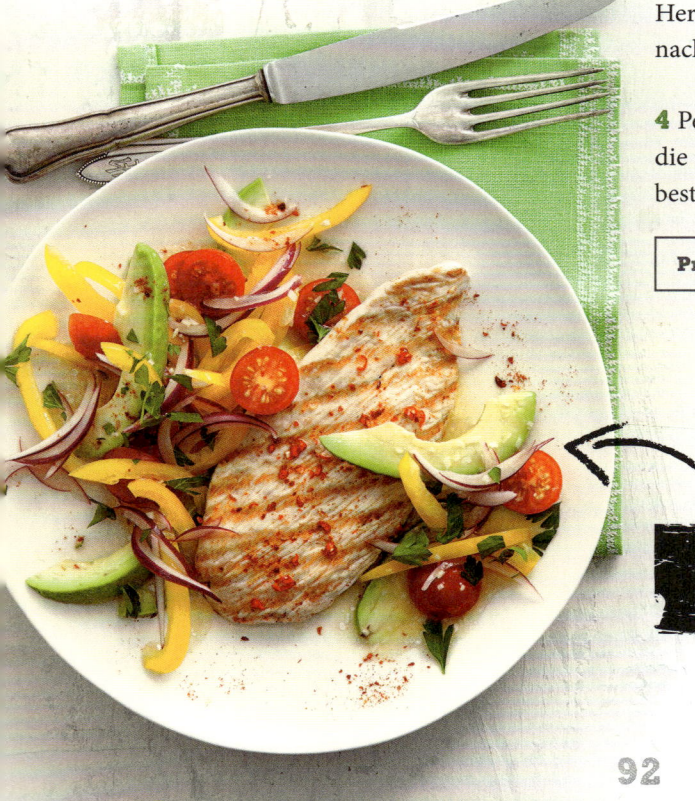

Einfach, leicht zu machen und preiswert: Den Kick geben Chiliflocken.

Marinierte Rote Bete
mit Feta und Minze

Für 1 Portion:

3 EL Orangensaft

1 TL Olivenöl

Salz, Pfeffer

1 Msp. gemahlener Kreuzkümmel

1 Msp. Zimt

250 g gegarte Rote Bete (vakuumverpackt)

75 g Feta light

1 Stiel Minze

1 Orangensaft und Olivenöl in einer Schüssel verrühren, mit Salz, Pfeffer, Kreuzkümmel und Zimt würzen.

2 Rote Bete aus der Packung nehmen, trocken tupfen und in schmale Spalten schneiden. Rote Bete unter die Sauce mischen und etwas ziehen lassen.

3 Feta in kleine Würfel schneiden und zu dem Gemüse geben. Minze abspülen und trocken schütteln. Rote Bete mit Minzeblättchen garnieren.

> **Pro Portion: 16 g Eiweiß, 236 Kalorien**

Rührei im Grünen

Für 1 Portion:

1 Handvoll Rucolablätter

2 Tomaten

2 Eier

Salz

1 TL Rapsöl

1 Die Rucolablätter waschen, trocken schleudern und in einen tiefen Teller geben.

2 Die Tomaten waschen, trocken reiben, in Scheiben schneiden und daraufgeben. Eier mit 2 EL Wasser und Salz verrühren.

3 Rapsöl in einer beschichteten Pfanne erhitzen, die Eier hineingeben und unter Rühren stocken lassen. Rührreier heiß auf die Rucolablätter geben.

> **Pro Portion: 16 g Eiweiß, 234 Kalorien**

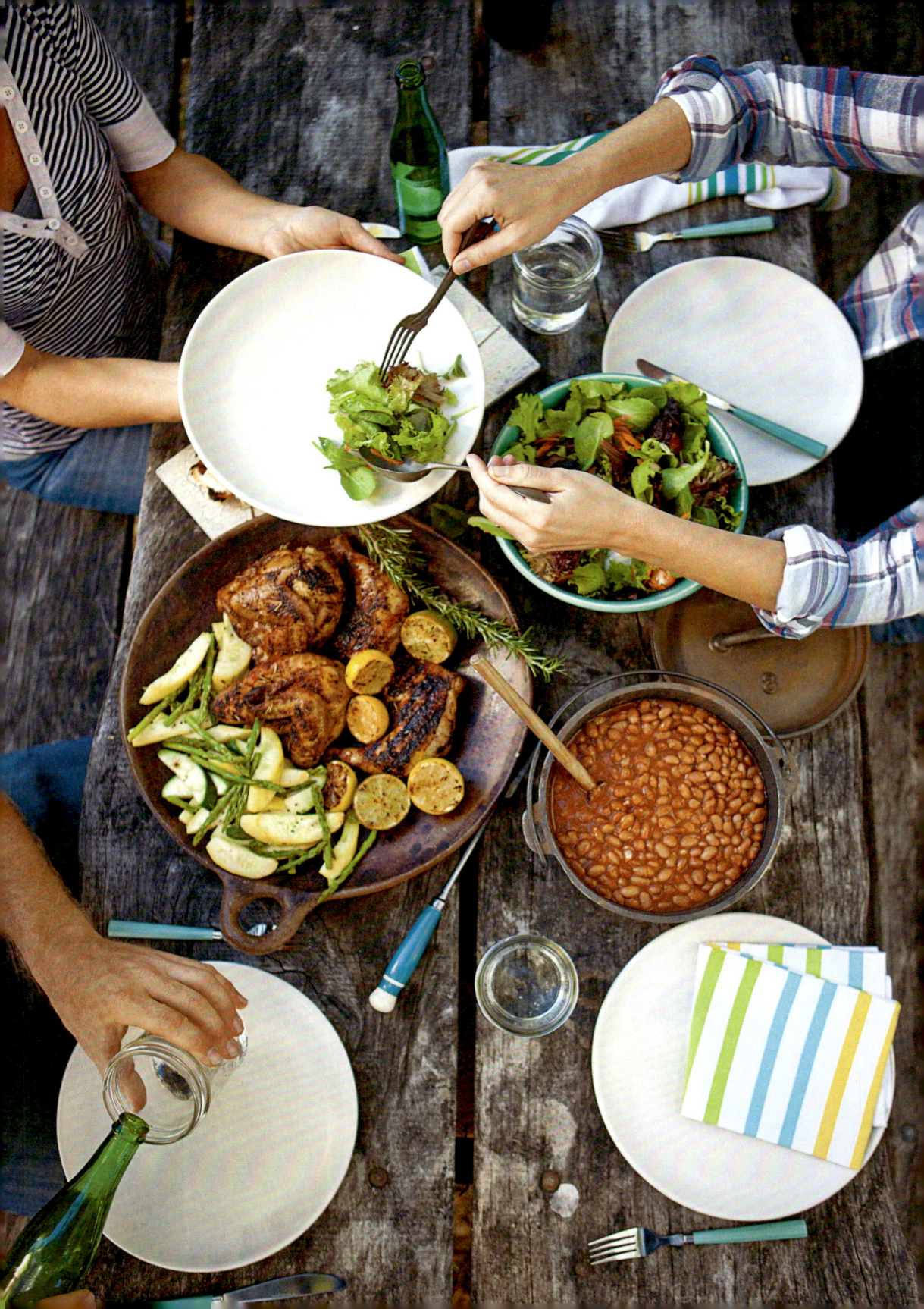

ENTSPANNT GENIESSEN

Eine schöne Perspektive:
Nach zwei Fastentagen sitzt man wieder
— **UNBEFANGEN AM TISCH** —
und isst, so viel man mag. Wunderbar.
Doch was kommt heraus beim
wöchentlichen Wechselspiel
von Fasten und unbefangenem Genuss?
Ein Ende der Diät-Eskapaden, Spaß an
den Gaumenfreuden des Alltags und ein
— **NEUER LEBENSSTIL.** —
Die 5:2-Diät liefert ein Dauerticket für
Lebensfreude und Wohlbefinden.

DIE RESTLICHEN FÜNF WOCHENTAGE:
JETZT WIRD SO GEGESSEN
— WIE GEWOHNT —

Darf man tatsächlich? Muss man wirklich nicht? Ja, man darf essen, was man will, und nein, man muss an den übrigen fünf Tagen der Woche wirklich keine Kalorien zählen. Das ist ja das Gute an der 5:2-Diät.

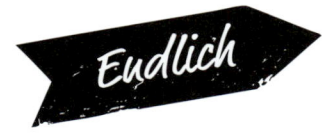
Endlich

Schon mal versucht, alte Essgewohnheiten zu verändern? Gar nicht so einfach, oder? Schließlich entwickeln wir alle über die Zeit Eigenarten, die zum Beispiel regeln, was wir einkaufen, wie wir kochen und was wir in der Kantine oder im Restaurant bestellen. Feste Angewohnheiten erleichtern das Leben – das ist ihr Sinn. Sie sind so etwas wie ausgetretene, bequeme Pfade durch den Tag. Sie quasi auf Knopfdruck löschen zu wollen, ist ziemlich unmöglich, und der Versuch könnte sogar den Erfolg der Fastentage aufs Spiel setzen. Also lieber nicht gleich das ganze Leben auf den Kopf stellen. Das ist nicht nötig.

Durch die 5:2-Diät entwickelt sich – ganz ohne Psychoquälerei – mit der Zeit ein neuer Lebensstil, weil sich der Stoffwechsel verändert und die Sättigung von innen heraus immer besser wird. In den fastenfreien Tagen geht es deshalb gar nicht darum, alte Gewohnheiten mit Schwung über Bord zu werfen, jedes Stück Kuchen oder jede Pizza auf den Index zu setzen. Im Gegenteil, an den restlichen fünf Tagen der Woche können wir die Vorstellung vom „Sündigen" beim Essen endgültig ad acta legen. Zum Glück reduziert sich nämlich die Lust auf fette Snacks und süße Sachen ganz von selbst auf ein normales Maß.

Fünf Tage
GANZ OHNE KALORIENSTRESS

Willensstarke Zeitgenossen fassen im Hochgefühl der gelungenen ersten Fastentage vielleicht den festen Vorsatz, auch an den anderen Tagen der Woche allen Versuchungen zu widerstehen. Psychologen halten aber nur wenig von solcher Strenge. Es sind vor allem Frauen, die sich sozusagen eine lebenslängliche Diät verordnen und immerzu bewusst steuern, wie viele Kalorien auf den Teller kommen. Sie geraten permanent in einen inneren Zwiespalt. Auf der einen Seite wollen sie ihr Essen wie alle anderen genießen, auf der anderen Seite gleichzeitig ihr Gewicht bis aufs Gramm kontrollieren. Sie pendeln also zwischen lustvollem Appetit und schlechtem Gewissen. Essen gerät für sie mit der Zeit immer mehr zum Inbegriff der Sünde. Dabei ist die Freude am guten Essen etwas vollkommen Natürliches.

Vorsicht, Falle

Kalorienknausern erfordert ständige Aufmerksamkeit und kostet Nerven. Wer sich über lange Zeit hart kontrolliert, braucht übermenschliche Disziplin, viel psychische Energie und verliert trotz seiner Anstrengungen ein Stück Lebensfreude. Das größte Risiko: Die von Fachleuten als „gezügelte" Esser bezeichneten Zeitgenossen geraten leicht in eine Falle. Sie verlernen mit der Zeit, auf die Signale ihres Körpers zu hören, sie merken nicht, wann sie satt sind, und verlieren ohne streng berechnete Rationen schnell die Kontrolle. Ihnen nützt 5:2 ganz besonders, weil sie mit der Zeit wieder lernen, die natürlichen Signale für Hunger und Sättigung besser wahrzunehmen. Irgendwann hören sie dann ganz von selbst auf, im Alltag mit jeder Kalorie zu kämpfen.

Man muss sich also an den fünf „freien" Tagen wirklich nicht kasteien. Wer Spaß am Ausprobieren neuer Gerichte hat, kann die leckere Vielfalt der folgenden Rezepte (ab Seite 106) unbeschwert genießen. Sie alle tendieren zur „gesunden Seite", sind relativ kalorienarm und können zu leckeren Menüs kombiniert werden.

An den restlichen fünf Tagen ohne Schuldgefühle auf den eigenen Bauch hören. Und die Kalorientabelle in die Tonne treten.

Die erste Mahlzeit danach

Man könnte denken, dass man nach einem Tag mit extra schmaler Kost durch Bärenhunger geweckt wird. Doch das passiert so gut wie nie. Denn die Natur hat dafür gesorgt, dass Hunger über Nacht verschwindet, auch am nächsten Morgen signalisiert der Körper keinen Nachholbedarf! Wer also nach dem Fasten in der Frühe nicht hungrig ist, hört am besten auf seinen Magen und isst erst später, wenn der Appetit kommt. Oft ist man dann schnell gesättigt. Also den Magen bei der ersten Mahlzeit nicht überladen. Viele 5:2ler genießen jetzt ihr Essen doppelt so sehr wie sonst, alles riecht und schmeckt intensiver. Ein wunderbarer Lohn fürs Fasten.

VIELE GUTE
GEWOHNHEITEN

Wer an Fastentagen gern dasselbe isst, wird an den anderen Tagen mehr Appetit auf Abwechslung haben. Gut für die Nährstoffbalance.

GESUNDE SÜSSE? NEIN DANKE!

Obst ist gesund. Aber andere fruchtzuckerreiche Produkte sind potenzielle Dickmacher. Deshalb anstelle von teuren Trendprodukten wie etwa Agavendicksaft, der zu 70 Prozent aus Fruchtzucker besteht, lieber einen Löffel ganz normalen Haushaltszucker nehmen. Der schlägt weniger auf die Hüften.

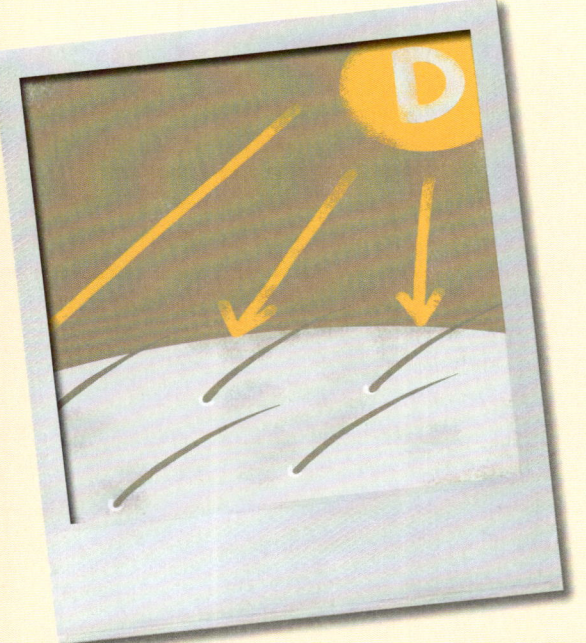

SONNE REGULIERT DAS GEWICHT

Dass man mit einem runden Bauch nicht immer gut ernährt ist, zeigen viele Studien: Oft fehlt es an Vitamin D. Den Spiegel beim Arzt checken lassen. Stellen sich Defizite heraus, täglich eine halbe Stunde Licht an die Haut lassen – das macht schlank.

FLÜSSIGZUCKER

Es hat sich längst herumgesprochen, dass süße Getränke wie Limonade oder Cola reines „Hüftgold" sind. Fruchtsäfte werden dagegen kaum als Risiko für die Figur wahrgenommen. Dabei sind sie reich an Fruchtzucker, der vom Körper schnell in Fett umgewandelt wird. Wer Fruchtsaft liebt, verdünnt ihn besser mit Wasser.

NACHHOLBEDARF

An Fastentagen kommen wenige Kohlenhydrate auf den Teller. Sie würden das Kalorienbudget sprengen, den Blutzucker erhöhen und deshalb nur hungrig machen. Doch kohlenhydratreiche Lebensmittel wie Obst und Milch sind auf Dauer unentbehrlich, weil sie eine Fülle wichtiger Nährstoffe liefern. Deshalb an den fünf „freien" Tagen bei diesen gesunden Lebensmitteln wieder zulangen. Dann stimmt im Wochendurchschnitt die Nährstoffbilanz.

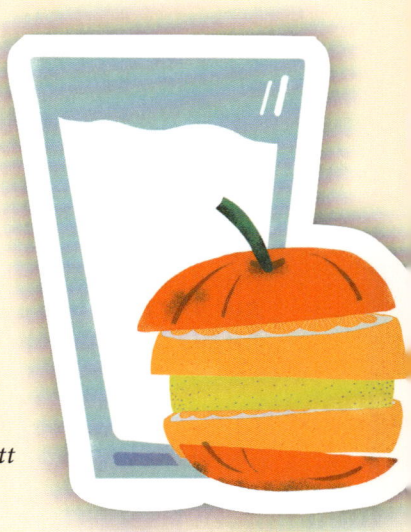

MEHR KALZIUM, WENIGER GEWICHT

Wer keine Milch verträgt, isst Hartkäse oder Joghurt. Durch ihren hohen Kalziumgehalt beeinflussen Milchprodukte den Energieverbrauch (spezielle Proteine erzeugen einen ausgeprägten Sättigungseffekt), drosseln den Aufbau von Fettgewebe und lassen auf lange Sicht die Fettpolster schrumpfen.

AKTIVE ZEITEN

Bewegung reguliert die tägliche Essmenge fast automatisch. Also nicht nur Partys und Events in den Kalender schreiben, sondern auch Sporttermine fest einplanen. Die besten Appetithemmer sind Ausdauersportarten, die den Energieverbrauch für längere Zeit hochfahren, dabei Fett aus den Depots holen und verbrennen.

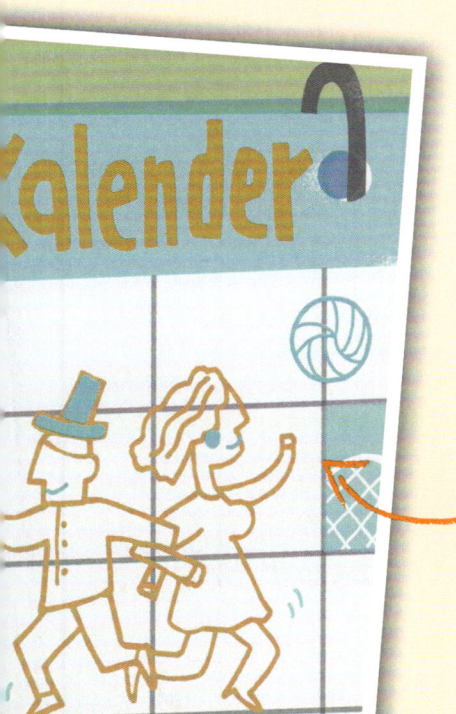

Ganz gleich ob Tore schießen auf dem Sportplatz, Wandern im Urlaub oder Treppensteigen mit den schweren Einkäufen, jede Minute Bewegung zählt.

KULINARISCHE LEIDENSCHAFTEN
EINKAUFEN FÜR EINE TOLLE
AUSWAHL

Werden Sie wählerisch, kaufen Sie gute frische Lebensmittel, genießen Sie wirklich jeden Bissen und gönnen Sie sich ab und zu ein wenig Luxus. Nur: Lassen Sie sich auf jeden Fall immer genug Zeit beim Essen.

Unser Belohnungszentrum im Kopf möchte eigentlich, dass wir Messer und Gabel erst dann aus der Hand legen, wenn auch unsere Sinne durch Duft, Geschmack und Aussehen der Speisen befriedigt worden sind. Doch vier von fünf Bundesdeutschen essen Dinge, die ihnen gar nicht schmecken. Das zeigt eine wissenschaftliche Befragung. Vor allem Lebensmittel und Speisen, die außer Haus, also in Restaurants, Kantinen oder Imbissstuben verzehrt und von gewerblichen Herstellern oder professionellen Köchen zubereitet wurden, sind für die meisten Hungrigen kein Genuss. Besonders überraschend: 73 Prozent der Befragten essen weiter, auch wenn es ihnen nicht schmeckt, rund 40 Prozent machen selbst dann den Teller restlos leer. Vielleicht in der Hoffnung, doch noch ein Zipfel-chen Genuss zu erwischen …

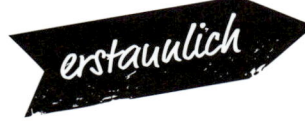
erstaunlich

Besser gut als viel

Essen und Trinken können mehr sein als pure Kalorienaufnahme. Das merkt man, wenn einem ein Gericht wirklich außergewöhnlich gut schmeckt. Gerade dann aber lohnt sich Achtsamkeit und feines Empfinden. Es sind immer die ersten zwei, drei Bissen, die den größten Genuss bringen. Das aufmerksame Schmecken macht den Unterschied. Werden wir also wählerisch, kaufen wir gute, frische Lebensmittel in kleinen, feinen Portionen. Erfreuen wir uns am Duft der Kräuter und Gewürze. Qualitätsunterschiede sind unse-rem Körper keineswegs egal. Selbst geringe Spuren von natürlichen Geschmacksstoffen, die aus Gewürzen, Gemüsen und anderen natürlichen Lebensmitteln stammen, werden von Messfühlern in unseren Riechzellen wahrgenommen und ans Immunsystem weitergeleitet. Wie intensiv und typisch etwas schmeckt und duftet, spielt also auch für gesunde Abläufe im Körper eine Rolle.

Gutes Essen gehört zu den größten Belohnungen des Alltags. Freuen wir uns deshalb, wenn es etwas zu feiern gibt, auch auf ein bisschen Luxus. Besondere Spezialitäten, feines Geflügel Krustentiere, Edelpilze oder ein Stück Wild bereichern den Speisezettel. Und wenn es mitten in der Woche mal ein erstklassiges Stück Torte sein muss, bitte schön. Sparen wir uns stattdessen die Ausgaben für langweilige Einheitsküche, Kuchen aus dem Backshop, „All you can eat"- und die allgegenwärtigen „To-go"-Angebote.

Kleiner Luxus, großes Glück

Feine Objekte kulinarischer Begierde bieten neben geschmacklichen Abenteuern auch erstaunlich viel Gesundes. Bei näherem Hinsehen entpuppen sie sich als erstklassige Fitmacher.

AUSTERN UND JAKOBSMUSCHELN

Sie werden zwar von keinem Arzt verschrieben, enthalten aber genug Jod, um die Schilddrüse zu animieren und die Hormonproduktion zu beflügeln. Das hat ihnen den Ruf eingetragen, sie seien auch erotisch potent. Nicht ganz zu Unrecht, denn Jodmangel macht müde und langsam, also nicht gerade sexy. Übrigens sind die eiweißreichen Edelmuscheln so kalorienarm, dass sie selbst in die Fastentage passen.

HUMMER, LANGUSTEN & CO.

Alle Krebstiere bringen neben feinstem Aroma auch gefäßschützende Omega-3-Fettsäuren mit, die im wenigen Fett der leckeren Tiere stecken. Außerdem kommen nervenstärkende B-Vitamine, blutbildendes Eisen sowie Jod und das immunstärkende Zink auf den Teller.

KAVIAR

Beim Störrogen, dem teuersten Lebensmittel der Welt, scheint die Frage nach gesundheitlichen Vorzügen lächerlich. Doch bezahlbare Sorten wie etwa Lachs- und Forellenkaviar liegen voll im Trend. Deshalb eine Info für die Fangemeinde: Kaviar enthält neben knapp 30 Prozent Eiweiß rund 15 Prozent wertvolles Fischfett, die Vitamine A, B und D und nahezu halb so viel knochenstärkendes Kalzium wie Milch, die als besonders kalziumreich berühmt ist.

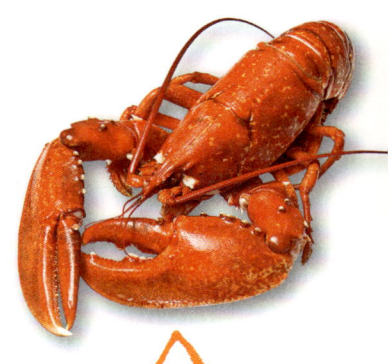

Gönn dir was: Das Fleisch der Krebstiere ist lecker, mager und gesund.

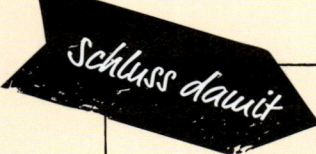
Schluss damit

Rauchen macht schlank!

… könnte man denken. Denn Raucher haben einen etwa 15 Prozent höheren Kalorienbedarf als Nichtraucher. Die zusätzliche Energie muss der Körper aufwenden, um die im Rauch enthaltenen Gifte zu verarbeiten. Während ein Raucher zum Beispiel rund 2000 Kalorien pro Tag verbraucht, kommt ein Nichtraucher mit nur 1750 Kalorien aus.

AUFHÖREN FÜR DIE TRAUMFIGUR

Schlank macht Rauchen aber trotzdem nicht. Im Gegenteil, der blaue Dunst verdirbt die Taille. Schlimmer noch, er verändert den Zuckerstoffwechsel. Wissenschaftler der Universität Cambridge haben herausgefunden: Wer raucht, besitzt zwar meist einen geringeren Hüftumfang, aber seine Körpermitte schwillt mit der Zeit immer mehr an. Das englische Forscherteam studierte Körperformen und Lebensgewohnheiten von mehr als 20 000 Frauen und Männern. Das Ergebnis: Raucher besaßen einen augenfällig größeren Taillenumfang als Nichtraucher und als Menschen, die aufgehört hatten zu rauchen. Je mehr Zigaretten und Raucherjahre, desto dicker die Taille. Zum Glück lässt sich dieser Effekt aber rückgängig machen.

ZUGENOMMEN? DAS GEHT VORBEI!

Viele wissen, dass nach dem Rauchstopp zusätzliche Pfunde drohen. Süßigkeiten und fette Leckereien locken, weil die Belohnungssysteme im Gehirn, die vorher vom Saugen am Glimmstängel profitierten, jetzt nach neuen Anreizen suchen. Was liegt da näher, als immer mal wieder eine Kleinigkeit in den Mund zu stecken. Im Schnitt bringt etwa jeder Dritte nach dem Aufhören 2–5 Kilo mehr auf die Waage. In den ersten Wochen nach dem Rauchstopp nimmt leider auch der Taillenumfang noch zu. Wer jedoch diese Phase mutig durchsteht, wird aufs Schönste belohnt. Nach einigen Monaten hat sich der Stoffwechsel reguliert. Dann sinkt das Körpergewicht von selbst wieder. Oder es ist Zeit für die 5:2-Diät. Sie bringt die überzähligen Pfunde zum Verschwinden und stabilisiert gleichzeitig den Zuckerstoffwechsel. Je eher Sie also die Zigarette aus Ihrem Leben verbannen, desto früher kommt die Traumfigur in Sicht.

Klar: Wer mit dem Rauchen aufhören will, sucht Wege; wer nicht will, sucht Gründe.

Wer empfindlich auf Salz reagiert, kauft frischen mild gesalzenen Forellenkaviar direkt beim Züchter. Einfach im Internet nach Adressen gucken und einen Forellenzüchter in der Nähe anrufen.

WILDLACHS

Der feine Fisch ist gut für Vielarbeiter und Büromenschen, die selten die Sonne sehen. Denn er gehört zu den Toplieferanten für Vitamin D, das immer knapp wird, wenn wenig Licht auf die Haut kommt. Je zarter und fetter der Lachs, desto mehr günstige Fettsäuren sind enthalten, vorausgesetzt, es handelt sich wirklich um Wildfang. Denn nur auf dem Speisezettel wild lebender Lachse stehen Algen, deren nützliche Inhaltsstoffe sich später im Fischfleisch wiederfinden.

SCHAMPUS

Kleine Mengen verleihen der Seele Flügel. Wer gelegentlich ein Gläschen trinkt, besitzt statistisch eine höhere Lebenserwartung als strenge Antialkoholiker. Der Grund: Arteriosklerose entsteht vor allem, wenn empfindliche Fette innerhalb des Körpers von freien Sauerstoffmolekülen attackiert werden. Vereinfacht gesagt: Wenn Fette im Körper ranzig werden, tragen sie zu Arteriosklerose und Thrombosen bei. Der Alkohol aus dem Schampus kann, wenn er in kleinen Mengen genossen wird, das Fett als Antioxidans schützen. Leider wird (ebenso wie bei Wein und anderen Drinks) der Effekt bei steigender Dosis nicht besser, sondern schlechter. Trinkt man mehr als ein Glas, wirkt Alkohol prooxidativ. Pech, nicht wahr?

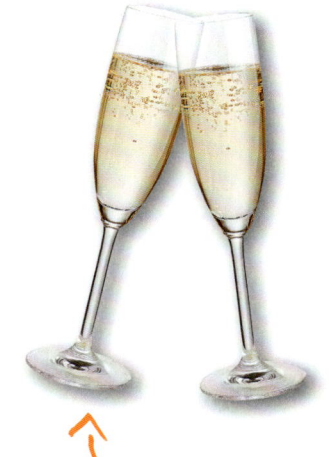

Auch beim Alkohol eine echte Maßnahme: Tageweise „Trockenzeiten" einlegen.

Zucker meiden?

Sollte man auf die süße „Droge" verzichten? Diese Frage wird immer wieder heiß diskutiert. Experten sagen: Zucker ist zwar kein Tabu, aber der süße Stoff liefert nur Kalorien und keine wichtigen Stoffe. Das gilt übrigens für alle Zuckerlieferanten. Der zweite Nachteil der süßen Kristalle: Sie können den Appetit steigern und bei einigen Menschen sogar suchtähnliches Verhalten erzeugen. Wer also die Bonbontüte nicht weglegen kann, ohne den ganzen Inhalt zu verputzen, der versucht vielleicht, Süßigkeiten auch an den fastenfreien Tagen aus dem Weg zu gehen.

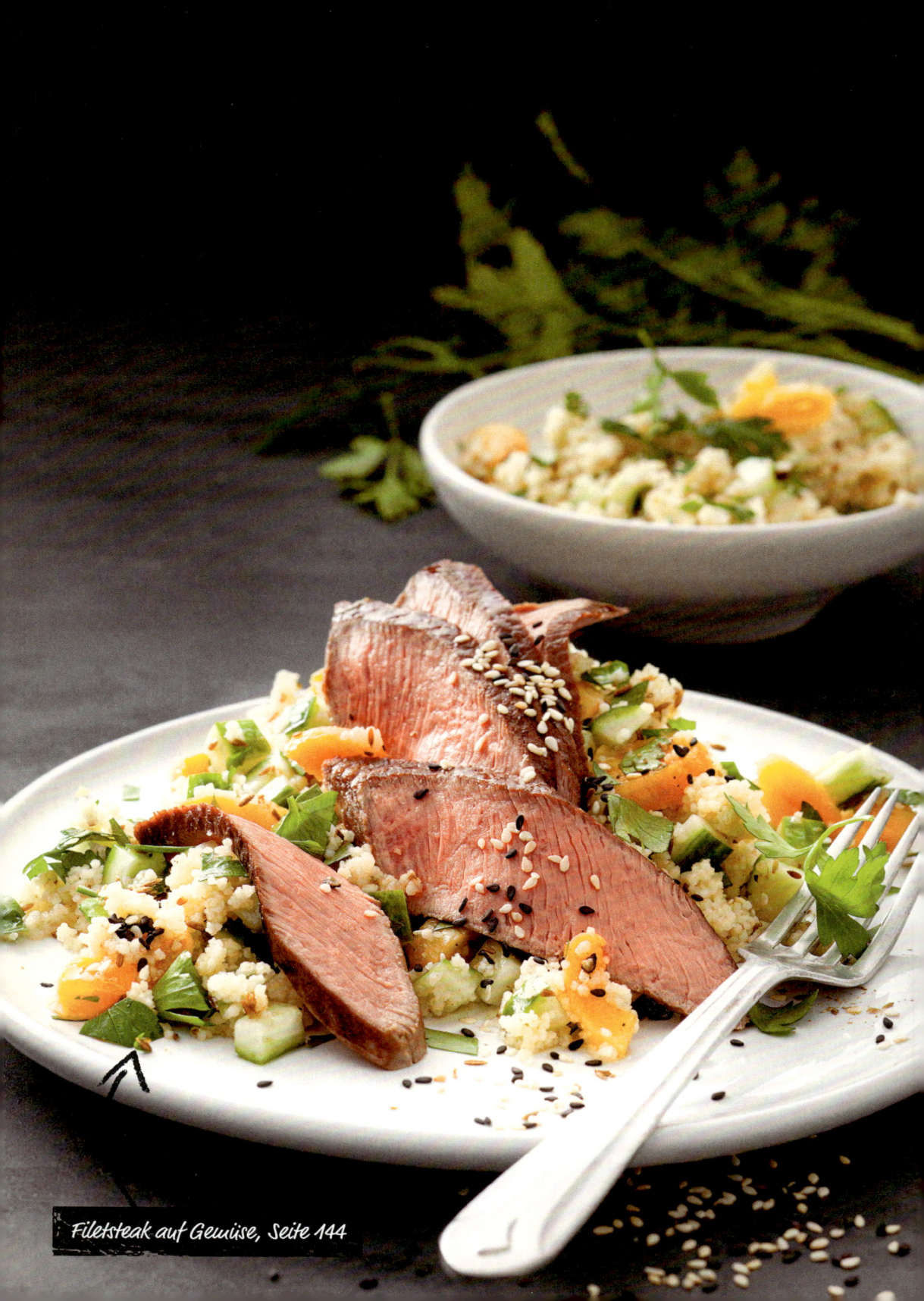

Filetsteak auf Gemüse, Seite 144

90 GENIALE REZEPTE

Die zwei Fastentage sind rum.
— **JETZT ESSEN WIR,** —
was wir wollen, und nutzen
unsere Freiräume. Niemand guckt kritisch,
wenn wir **LUST AUF CURRYWURST**
haben oder uns einen edlen Nachtisch gönnen.
Es spricht auch nichts dagegen,
mit Enthusiasmus am Herd zu stehen und
— **GRANDIOSE GERICHTE** —
zu zaubern. Je abwechslungsreicher, desto besser.
Und je nobler das Essen,
desto kleiner kann die Portion ausfallen,
DIE EINEN GLÜCKLICH MACHT.
Hier kommt eine Liebeserklärung
an die kulinarische Vielfalt.

Chicoréesalat mit Orangen

Für 2 Portionen:

2 Chicoréestauden

1 kleiner Radicchio

3 Orangen

100 ml Buttermilch

1–2 EL Zitronensaft

2 TL Rapsöl

2–3 TL Senf

Salz, Cayennepfeffer

Süßstoff

1/2 Bund Schnittlauch

1 Chicorée und Radicchio putzen, waschen, trocknen und in Streifen schneiden. Orangen schälen, dabei auch die weiße Haut entfernen. Das Fruchtfleisch in Scheiben schneiden.

2 Buttermilch, Zitronensaft, Rapsöl und Senf verrühren, mit Salz, Cayennepfeffer und etwas Süßstoff abschmecken.

3 Chicorée- und Radicchiostreifen mit den Orangen auf Tellern anrichten. Das Dressing darübergeben. Mit Schnittlauch garnieren.

Pro Portion: 7 g Eiweiß, 4 g Fett, 28 g Kohlenhydrate, 193 Kalorien

Kichererbseneintopf

Für 2 Portionen:

1 Dose Kichererbsen
(250 g Abtropfgewicht)

50 g Zwiebelwürfel (tiefgekühlt)

2 TL Rapsöl

450 g gemischtes Gemüse (tiefgekühlt)

250 ml Gemüsebrühe

100 g Puten-Wiener

1 Dose Pizzatomaten (400 g Füllmenge)

Salz, Pfeffer

2 EL Schnittlauchröllchen

1 Kichererbsen in einem Sieb kalt abbrausen und abtropfen lassen. Zwiebelwürfel in heißem Öl glasig dünsten. Gemüse und Brühe zugeben und je nach Gemüsesorten etwa 15 Minuten garen.

2 Würstchen in Scheiben schneiden und dazugeben. Tomaten und Kichererbsen ebenfalls zufügen und alles einmal aufkochen. Mit Salz und Pfeffer würzen, mit Schnittlauchröllchen bestreuen.

Pro Portion: 28 g Eiweiß, 10 g Fett, 46 g Kohlenhydrate, 395 Kalorien

Kartoffel-Gemüse-Salat

Für 2 Portionen:

500 g Kartoffeln, Salz

150 g Joghurt (1,5 % Fett)

1 EL Salatcreme

100 ml Gemüsebrühe

3–4 Radieschen

100 g Gurke

1 Frühlingszwiebel

Pfeffer

1 Kartoffeln 20–25 Minuten in Salzwasser kochen. Abgießen und abdampfen lassen.

2 Joghurt, Salatcreme und Brühe verrühren. Kartoffeln pellen, in Scheiben schneiden und vorsichtig unter die Sauce heben.

3 Radieschen putzen und würfeln. Gurke schälen und würfeln. Frühlingszwiebel putzen und in Ringe schneiden. Alles zu den Kartoffeln geben, salzen, pfeffern und über Nacht im Kühlschrank ziehen lassen.

> **Pro Portion: 7 g Eiweiß, 3 g Fett, 37 g Kohlenhydrate, 220 Kalorien**

Coleslaw mit Sesam

Für 2 Portionen:

400 g Weißkohl, Salz

250 g Möhren

1 Paprikaschote

1 Baby-Ananas

200 g Joghurt (1,5 % Fett)

2–3 EL Zitronensaft

2–3 EL Senf, Pfeffer

Süßstoff

2 TL Sesamsamen

1 Weißkohl putzen und fein schneiden. Mit etwas Salz in eine Schüssel geben und mit den Händen 5 Minuten durchkneten.

2 Möhren schälen und raspeln. Paprika putzen und in Streifen schneiden. Ananas halbieren, das Fruchtfleisch herauslösen und in Stückchen schneiden. Alles zum Kohl geben.

3 Joghurt, Zitronensaft und Senf verrühren, abschmecken und über das Gemüse geben. Kurz ziehen lassen und mit Sesam bestreuen.

> **Pro Portion: 9 g Eiweiß, 5 g Fett, 29 g Kohlenhydrate, 207 Kalorien**

Asiasalat mit Tofu

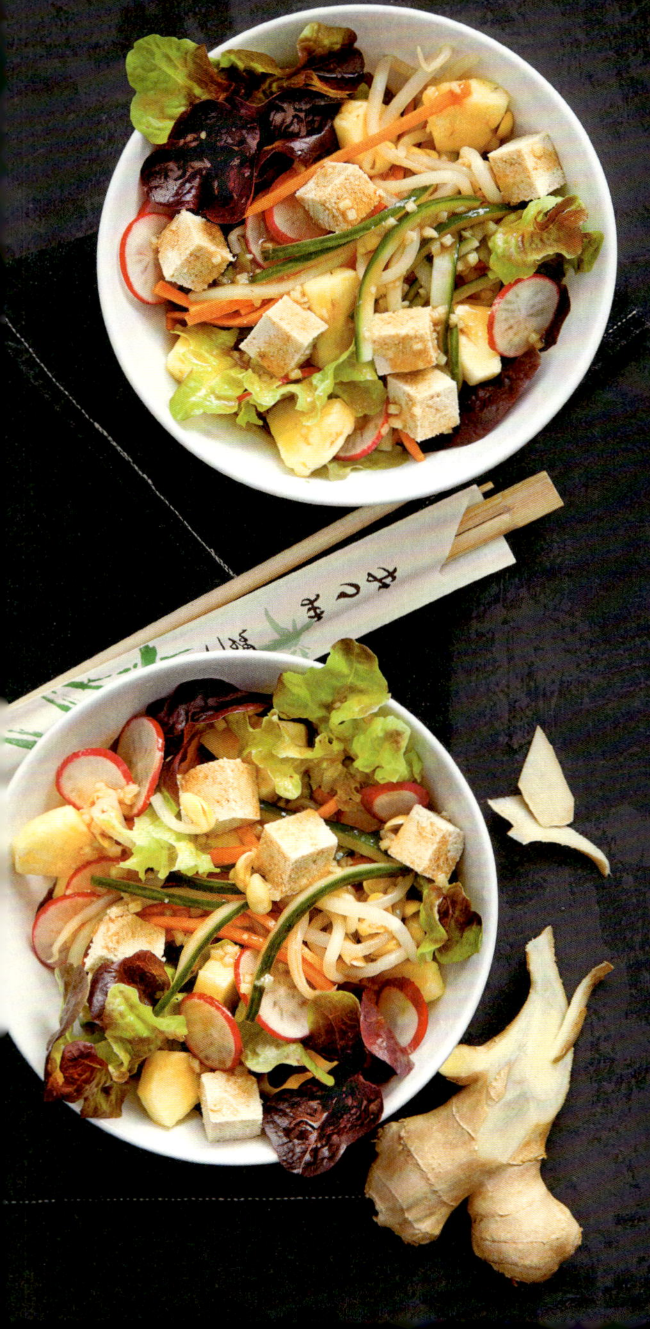

Für 2 Portionen:

100 g Blattsalat (z. B. Eichblatt)

2 Möhren

100 g Gurke

1/2 Bund Radieschen

100 g Mungobohnensprossen

1 Baby-Ananas

100 g Tofu

1 Stückchen Ingwer (10–20 g)

2 Portionen fettfreie Salatsauce (s. S. 166)

1–2 EL Sojasauce

1 Den Salat waschen, trocken schütteln oder in einer Salatschleuder trocken schleudern. Die Blätter in mundgerechte Stücke zupfen.

2 Die Möhren schälen, Gurke und Radieschen putzen und waschen. Gurke und Möhren in dünne Streifen, Radieschen in dünne Scheiben schneiden oder hobeln.

3 Die Mungobohnensprossen in einem Sieb mit kaltem Wasser abbrausen und gut abtropfen lassen.

4 Baby-Ananas vierteln. Das Fruchtfleisch mit einem Messer auslösen und in Stücke schneiden. Tofu würfeln.

5 Den Ingwer schälen und durch eine Knoblauchpresse in die vorbereitete Salatsauce drücken. Sojasauce unterrühren. Zum Schluss Salatzutaten unter die Sauce heben.

Pro Portion: 13 g Eiweiß, 6 g Fett,
20 g Kohlenhydrate, 193 Kalorien

Zartweizensalat mit Ei

Für 2 Portionen:

125 g Zartweizen

Salz, 2 Eier (Größe M)

150 g Kirschtomaten

1 Dose Mais-Bohnen-Mischung
(140 g Abtropfgewicht)

40 g grüne Oliven (entsteint)

1/2 Bund Basilikum

2 Portionen fettfreie Salatsauce (s. S. 166)

1 Den Zartweizen 10 Minuten in Salzwasser garen, abgießen und abtropfen lassen. Die Eier in 7 Minuten wachsweich kochen.

2 Tomaten waschen und halbieren. Gemüsemischung abtropfen lassen. Oliven in Scheiben schneiden. Basilikum waschen und trocken schütteln.

3 Zartweizen mit Gemüse, Tomaten und Oliven mischen. Die Sauce unterheben und den Salat mit Basilikumblättchen bestreuen.

> **Pro Portion: 21 g Eiweiß, 11 g Fett,
> 56 g Kohlenhydrate, 420 Kalorien**

Feldsalat mit Linsen und rosa Grapefruit

Für 2 Portionen:

1 Dose Linsen (530 g Abtropfgewicht)

2 rosa Grapefruits

1 EL Rapsöl

Salz, Pfeffer

Süßstoff

100 g Feldsalat

1 EL Sonnenblumenkerne

1 Linsen in einem Sieb mit kaltem Wasser abbrausen und abtropfen lassen. Grapefruits schälen und die Fruchtfilets herauslösen, dabei den Saft auffangen.

2 Grapefruitsaft mit Öl verquirlen, mit Salz, Pfeffer und Süßstoff abschmecken.

3 Feldsalat waschen, verlesen und trocken schleudern. Linsen mit Fruchtfilets und Salat anrichten, mit Dressing beträufeln und mit Sonnenblumenkernen bestreuen.

> **Pro Portion: 19 g Eiweiß, 10 g Fett,
> 52 g Kohlenhydrate, 396 Kalorien**

Schichtsalat mit Harzer

Für 2 Portionen:

100 g Eisbergsalat
100 g Champignons, 300 g Tomaten
6 Radieschen
1 Paprikaschote
150 g Kassler-Aufschnitt
150 g Harzer
150 g Joghurt
2 EL Essig, 1 EL Senf, 1 EL Rapsöl
Salz, Pfeffer, Süßstoff

1 Eisbergsalat, Pilze und Gemüse putzen, waschen, trocknen und in feine Scheiben bzw. Streifen schneiden.

2 Kassler-Aufschnitt in schmale Streifen schneiden, den Käse würfeln. Alle Salatzutaten schichtweise in eine Glasschüssel geben.

3 Joghurt mit Essig, Senf und Öl verrühren, mit Salz, Pfeffer und Süßstoff abschmecken und über den Salat gießen. Mindestens 10 Minuten ziehen lassen.

> **Pro Portion:** 53 g Eiweiß, 12 g Fett, 12 g Kohlenhydrate, 379 Kalorien

Bunter Salat mit Feta

Für 2 Portionen:

4 Tomaten
1 Dose Mais-Kidneybohnen-Mischung (140 g Abtropfgewicht)
200 g gemischter Blattsalat
100 g Alfalfasprossen
2 Portionen kohlenhydratfreie Salatsauce (s. S. 167)
150 g Feta (9 % Fett)
300 g gegarte Hähnchenbruststreifen (Kühltheke)

1 Die Tomaten waschen und achteln, dabei die Stielansätze herausschneiden.

2 Mais-Bohnen-Mischung in einem Sieb gut abtropfen lassen. Blattsalat und Sprossen waschen, trocknen und zusammen mit der Mais-Bohnen-Mischung auf Teller verteilen. Die Salatsauce darüberträufeln.

3 Feta in kleine Würfel schneiden und mit den gegarten Hähnchenbruststreifen auf dem Salat anrichten.

> **Pro Portion:** 59 g Eiweiß, 9 g Fett, 15 g Kohlenhydrate, 390 Kalorien

Thunfisch-Paprika-Salat

1 Für die Remoulade das Ei hart kochen, abkühlen lassen, pellen und fein würfeln. Avocado mit dem Sparschäler schälen und in kleine Würfel schneiden. Beides mit Joghurt, Zitronensaft und Kapern verrühren. Mit Salz, Pfeffer und Süßstoff abschmecken.

2 Den Salat putzen, waschen, trocken schleudern und in mundgerechte Stücke zupfen. Die Paprikaschoten putzen und waschen. Die Trennwände und Kerne entfernen und das Fruchtfleisch in Streifen schneiden.

3 Die Orange dick schälen, dabei auch die weiße Haut vollständig entfernen. Das Fruchtfleisch in dünne Scheiben schneiden.

4 Die Zwiebel abziehen und in Ringe schneiden. Den Thunfisch mit einer Gabel zerpflücken und in einem Sieb abtropfen lassen.

5 Salat, Paprika, Orangen, Zwiebeln und den Thunfisch auf Teller verteilen. Die Avocado-Joghurt-Sauce darübergießen. Kresse mit der Schere vom Beet schneiden und den Salat damit bestreuen.

> **Pro Portion:** 47 g Eiweiß, 13 g Fett, 19 g Kohlenhydrate, 396 Kalorien

Für 2 Portionen:

1 Ei (Klasse M)
1/2 Avocado
150 g Joghurt (1,5 % Fett)
2–3 EL Zitronensaft
1 EL Kapern
Salz, Pfeffer, Süßstoff
1/2 Kopf Lollo rosso
1 gelbe und 1 rote Paprikaschote
1 Orange
1 rote Zwiebel
2 Dosen Thunfisch natur (à 140 g Abtropfgewicht)
1 Beet Kresse

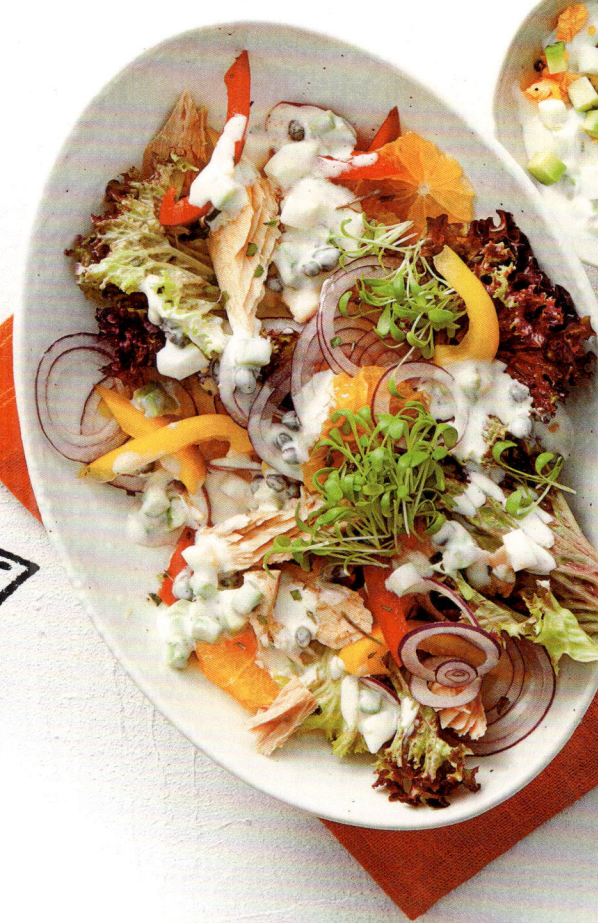

Mit fast 50 Gramm Eiweiß pro Portion und viel Gemüse macht dieser Salat richtig satt.

Radieschensalat mit Apfel

Für 2 Portionen:

1 Bund Radieschen

1 Apfel

1 Chicoréestaude

300 g Kassler-Aufschnitt

2 EL Zitronensaft

2 TL Walnussöl

6 EL Gemüsebrühe

Salz, Pfeffer

Süßstoff

1/2 Bund Schnittlauch

1 Die Radieschen waschen, putzen und in dünne Scheiben schneiden oder hobeln. Den Apfel ebenfalls waschen, das Kerngehäuse entfernen und das Fruchtfleisch in kleine Würfel schneiden.

2 Chicorée putzen, dabei den Strunk entfernen. Chicorée waschen, abtropfen lassen und in Streifen schneiden. Kassler-Aufschnitt ebenfalls in Streifen schneiden. Sämtliche Salatzutaten in eine große Schüssel geben.

3 Für das Salatdressing Zitronensaft, Walnussöl und Gemüsebrühe in einem Schälchen verrühren, mit Salz, Pfeffer und etwas Süßstoff abschmecken.

4 Das Dressing über den Radieschensalat geben und alles gut vermischen. Schnittlauch waschen, trocken schütteln und in feine Röllchen schneiden. Schnittlauchröllchen über den Salat streuen.

Pro Portion: 47 g Eiweiß, 12 g Fett, 16 g Kohlenhydrate, 369 Kalorien

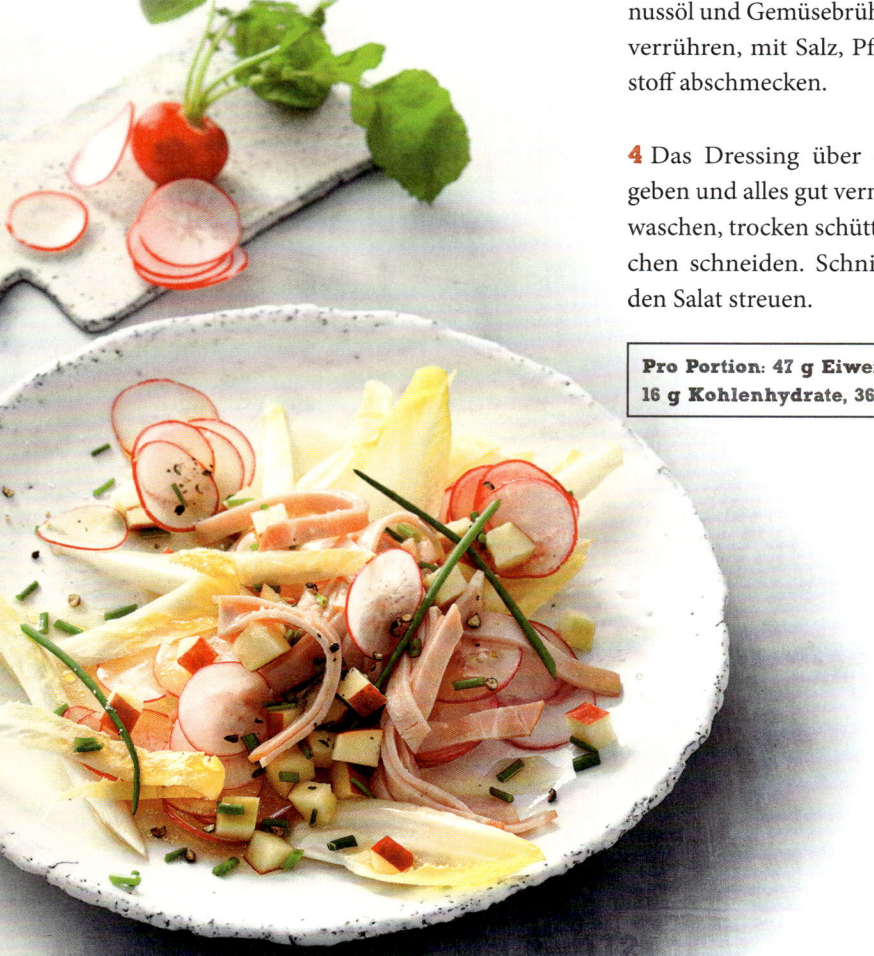

Steckrübensalat mit Birne

Für 4 Portionen:

500 g Steckrübe, 1 Birne
1/2 Zitrone
1 EL Salatmayonnaise
150 g Joghurt (1,5 % Fett)
2 EL Tomatenketchup
2 EL Schnittlauchröllchen
Salz, Pfeffer

1 Steckrübe schälen und grob raspeln. Birne schälen, in kleine Würfel schneiden und mit Zitronensaft beträufeln.

2 Mayonnaise mit Joghurt und Ketchup verrühren. Schnittlauchröllchen untermischen und mit Salz und Pfeffer abschmecken.

3 Die Sauce mit Steckrübe und Birnenwürfeln mischen und etwa eine Stunde ziehen lassen. Noch einmal mit Salz und Pfeffer nachwürzen.

> **Pro Portion:** 3 g Eiweiß, 4 g Fett, 13 g Kohlenhydrate, 104 Kalorien

Eisbergsalat mit Nüssen und Meerrettich

Für 4 Portionen:

200 g Joghurt (3,5 % Fett)
1–2 EL geriebener Meerrettich
1/2 Zitrone
2 TL Honig
Salz, Pfeffer, evtl. Süßstoff
1 Eisbergsalat
200 g Champignons
1 EL gehackte Walnusskerne

1 Joghurt mit Meerrettich, Zitronensaft und Honig verrühren. Mit Salz, Pfeffer und evtl. etwas Süßstoff abschmecken.

2 Eisbergsalat halbieren, in Streifen schneiden und waschen. Champignons putzen, waschen und in dünne Scheiben schneiden.

3 Salat und Champignons in eine Schüssel geben und die Joghurtsauce darübergießen. Gut mischen, mit gehackten Nüssen bestreuen und sofort servieren.

> **Pro Portion:** 4 g Eiweiß, 5 g Fett, 30 g Kohlenhydrate, 193 Kalorien

Brokkoli-Kartoffel-Suppe

Für 2 Portionen:

500 g Brokkoli

1 Kartoffel (ca. 100 g)

2 Zwiebeln

750 ml Gemüsebrühe

Salz, Pfeffer

Muskatnuss

2 TL saure Sahne

1 Den Brokkoli putzen, waschen und in Röschen teilen. Den Strunk klein schneiden. Die Kartoffel schälen, die Zwiebeln abziehen und beides fein würfeln.

2 Das Gemüse zugedeckt in der Brühe bei mittlerer Hitze in 20 Minuten weich garen. Die Suppe pürieren und mit Pfeffer, Salz und Muskatnuss abschmecken. Suppe auf Teller verteilen und mit je einem Klecks saurer Sahne servieren.

> **Pro Portion:** 16 g Eiweiß, 4 g Fett, 27 g Kohlenhydrate, 214 Kalorien

Gemüsesuppe mit Dill und Nordseekrabben

Für 2 Portionen:

250 ml Tomatensaft

500 ml Gemüsebrühe

500 g Suppengemüse (tiefgekühlt)

Salz, Cayennepfeffer

flüssiger Süßstoff

1/2 Bund Dill

100 g Nordseekrabben

1 Tomatensaft und Brühe zusammen aufkochen und das Suppengemüse darin in etwa 15 Minuten weich garen. Mit Salz, Pfeffer und wenig Süßstoff herzhaft abschmecken.

2 Dill waschen, trocken schütteln und fein schneiden. Die Krabben kurz in der Gemüsesuppe erhitzen, auf Teller verteilen und mit Dill bestreuen.

> **Pro Portion:** 15 g Eiweiß, 4 g Fett, 22 g Kohlenhydrate, 187 Kalorien

Rosenkohleintopf mit Tofu

1 Rosenkohl putzen, Möhren, Sellerie und Petersilienwurzel schälen und würfeln, Porree putzen, waschen und in Ringe schneiden, Zwiebel abziehen und würfeln.

2 Öl erhitzen, die Zwiebeln darin glasig dünsten. Möhren, Sellerie und Petersilienwurzel zugeben und mit der Brühe auffüllen. Zugedeckt bei mittlerer Hitze 15–20 Minuten garen. Tofu würfeln und mit dem Porree in den letzten 3 Minuten zugeben.

3 Meerrettich schälen, den Apfel waschen. Meerrettich und Apfel grob reiben. Petersilie waschen, trocken schütteln und fein schneiden. Alles mit Joghurt verrühren, mit Salz, Pfeffer und wenig Süßstoff abschmecken.

4 Den Rosenkohleintopf ebenfalls mit Salz, Pfeffer und Süßstoff abschmecken und mit dem Apfel-Meerrettich-Joghurt servieren.

> **Pro Portion: 31 g Eiweiß, 10 g Fett, 39 g Kohlenhydrate, 389 Kalorien**

Für 2 Portionen:

600 g Rosenkohl
1 großes Bund Suppengrün
1 Zwiebel
2 TL Rapsöl
1 1/4 l Gemüsebrühe oder -fond
150 g Tofu
50 g Meerrettich
1 Apfel
1 Bund Petersilie
150 g Joghurt (1,5 % Fett)
Salz, Pfeffer
flüssiger Süßstoff

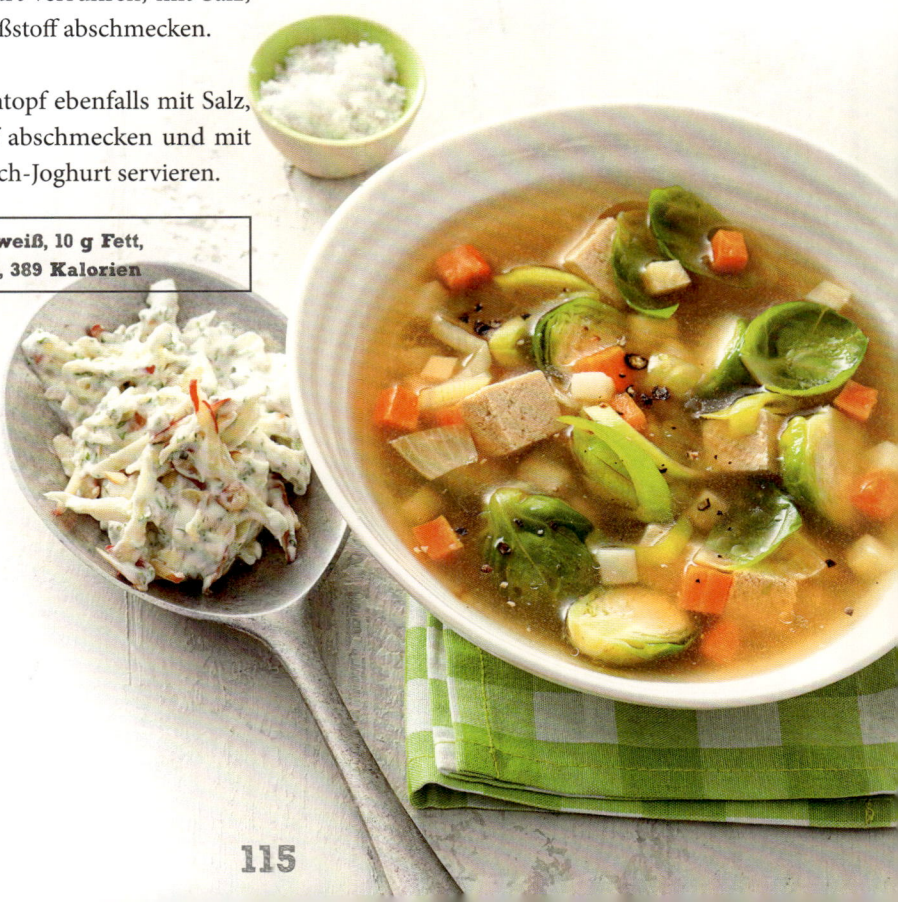

Minestrone mit Nudeln

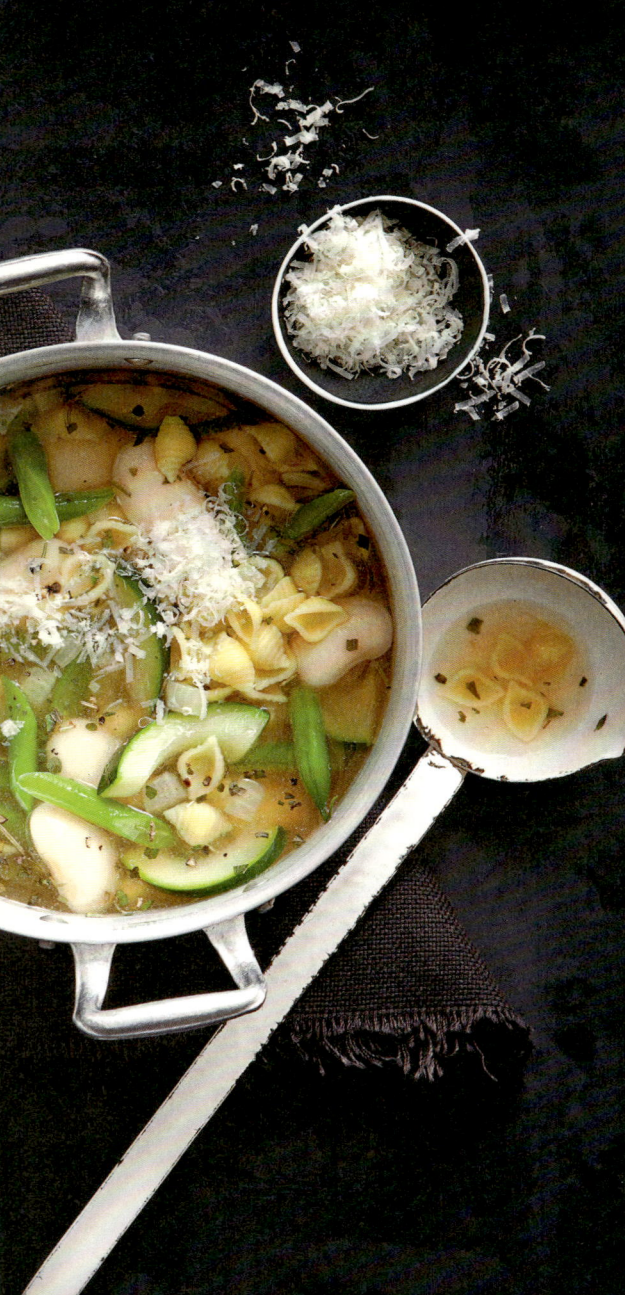

Für 2 Portionen

1 Zwiebel

2 Knoblauchzehen

250 g Zucchini

150 g grüne Bohnen

1 Dose weiße Bohnen (250 g Abtropfgew.)

2 TL Rapsöl

1 l Gemüsebrühe

50 g kleine Suppennudeln

Salz, Pfeffer

getrocknete Kräuter (ital. Mischung)

2 EL geriebener Parmesan

1 Zwiebel und Knoblauch abziehen und fein würfeln. Zucchini und Bohnen putzen, waschen und in Stücke schneiden. Weiße Bohnen abspülen und abtropfen lassen.

2 Öl erhitzen und die Zwiebel- und Knoblauchwürfel darin glasig dünsten. Grüne Bohnen und Brühe dazugeben und zugedeckt bei mittlerer Hitze 10 Minuten garen.

3 Zucchini und Suppennudeln zugeben und weitere 5 Minuten kochen. Zum Schluss die weißen Bohnen in der Suppe erwärmen und alles mit Salz, Pfeffer und der Kräutermischung würzen.

4 Die Minestrone auf zwei tiefe Teller oder Suppenschalen verteilen und mit Parmesan bestreut servieren.

Pro Portion: 23 g Eiweiß, 11 g Fett, 46 g Kohlenhydrate, 382 Kalorien

Erbsensuppe mit Wiener

Für 2 Portionen:

125 g Schälerbsen

1 1/4 l Gemüsebrühe

1 kleines Bund Suppengrün

250 g Kartoffeln

1–2 Stiele Majoran

2 Puten-Wiener

Salz, Pfeffer

1 Schälerbsen und Brühe aufkochen und bei kleiner Hitze zugedeckt 1 Stunde kochen.

2 Das Gemüse putzen und waschen. Möhren und Sellerie in kleine Würfel, Porree in Ringe schneiden. Kartoffeln schälen und würfeln.

3 Kartoffeln, Möhren und Sellerie zur Suppe geben und 30 Minuten weitergaren. 5 Minuten vor Ende der Garzeit Porree und abgezupfte Majoranblättchen zugeben.

4 Die Suppe mit dem Pürierstab pürieren und mit Salz und Pfeffer abschmecken. Würstchen in Scheiben schneiden und in der Suppe erwärmen.

> **Pro Portion: 32 g Eiweiß, 6 g Fett, 50 g Kohlenhydrate, 393 Kalorien**

Chinasuppe mit Wokgemüse

Für 2 Portionen:

1 1/4 l Gemüsebrühe

500 g Wokgemüse (tiefgekühlt)

150 g Hähnchenbrust-Aufschnitt

1/2 Bund Koriandergrün

1–2 EL Zitronensaft

2–3 EL Sojasauce

1 Gemüsebrühe aufkochen und das Wokgemüse darin 5 Minuten knackig garen.

2 Aufschnitt in Streifen schneiden und in der Suppe erwärmen. Koriander abbrausen, trocken schütteln und fein hacken.

3 Die Suppe mit Zitronensaft und Sojasauce abschmecken, auf Teller verteilen und mit gehacktem Koriandergrün bestreuen.

> **Pro Portion: 27 g Eiweiß, 2 g Fett, 14 g Kohlenhydrate, 190 Kalorien**

Gazpacho mit Croûtons

Für 2 Portionen:

200 g Tomaten

250 g Gurke

1 rote Paprikaschote

2 Frühlingszwiebeln

750 ml Tomatensaft

2–3 EL Essig

Salz

Tabasco

Süßstoff oder 1 Prise Zucker

2 Scheiben Vollkorntoast

2 TL Rapsöl

1 Knoblauchzehe

1 Tomaten waschen, halbieren und die Kerne entfernen, aber auffangen. Das Fruchtfleisch fein würfeln. Gurke und Paprikaschote putzen und waschen. Von beiden jeweils eine Hälfte grob, die andere Hälfte fein würfeln. Frühlingszwiebeln putzen, waschen und in Ringe schneiden.

2 Die feinen Gurken- und Paprikawürfel mit den Frühlingszwiebeln mischen und zugedeckt beiseitestellen. Tomatenkerne, Tomatenwürfel und Tomatensaft mischen und pürieren. Mit Essig, Salz, Tabasco und Süßstoff oder Zucker abschmecken. Die Suppe in ein verschließbares Gefäß füllen und kalt stellen.

3 Das Toastbrot knusprig rösten und in kleine Würfel schneiden. Rapsöl in einer beschichteten Pfanne erhitzen. Knoblauchzehe abziehen und ins Öl pressen. Toastwürfel zugeben und kurz im Knoblauchöl schwenken.

4 Die kalte Tomatensuppe mit Vollkorncroûtons, Gurken- und Paprikawürfeln und Frühlingszwiebelringen bestreut servieren.

> **Pro Portion:** 8 g Eiweiß, 5 g Fett, 29 g Kohlenhydrate, 204 Kalorien

Im Handumdrehen fertig: Duftender Magenfüller mit gerade mal 200 Kalorien.

Gemüsetopf mit Chinakohl

Für 2 Portionen:

2 Zwiebeln

300 g Chinakohl

200 g Kartoffeln

1 Dose Kichererbsen
(250 g Abtropfgewicht)

2 Pfefferbeißer (unter 3 % Fett)

2 TL Rapsöl

500 ml Gemüsebrühe

350 ml Tomatensaft

Salz, Pfeffer

1 Zwiebeln abziehen und würfeln. Chinakohl putzen, in Streifen schneiden, waschen und abtropfen lassen. Kartoffeln schälen und würfeln. Kichererbsen abbrausen und abtropfen lassen. Würstchen in Scheiben schneiden.

2 Rapsöl in einer beschichteten Pfanne erhitzen und die Zwiebeln darin glasig dünsten. Kartoffeln und Brühe zugeben und zugedeckt bei mittlerer Hitze 20 Minuten garen.

3 Chinakohl, Würstchen und Kichererbsen zugeben. Mit Tomatensaft auffüllen und 2 Minuten kochen. Salzen und pfeffern.

> **Pro Portion: 26 g Eiweiß, 9 g Fett,**
> **44 g Kohlenhydrate, 389 Kalorien**

Kohlrabi-Linsen-Suppe

Für 2 Portionen:

400 g Kohlrabi

2 Zwiebeln

2 EL Rapsöl

100 g rote Linsen

1 l Gemüsebrühe

2 TL getrocknete Kräuter (ital. Mischung)

Salz, Pfeffer

Muskatnuss

2–3 EL Zitronensaft

2 Scheiben Pumpernickel

2 Frühlingszwiebeln

1 Kohlrabi und Zwiebeln schälen, würfeln und in 1 EL Rapsöl andünsten. Linsen, Gemüsebrühe und Kräuter zugeben und bei kleiner Hitze 20–25 Minuten garen.

2 Die Suppe pürieren und mit Salz, Pfeffer, Muskat und Zitronensaft abschmecken.

3 Pumpernickel würfeln und im restlichen Öl knusprig anbraten. Frühlingszwiebeln putzen, waschen und in dünne Ringe schneiden. Mit den Croûtons über die Suppe streuen.

> **Pro Portion: 20 g Eiweiß, 11 g Fett,**
> **52 g Kohlenhydrate, 398 Kalorien**

DIE SCHNELLEN

Wenig Zeit für leckere Mahlzeiten, die wirklich sättigen? Kein Problem. Hier sind Vorschläge für Snacks, die mit links zu machen sind.

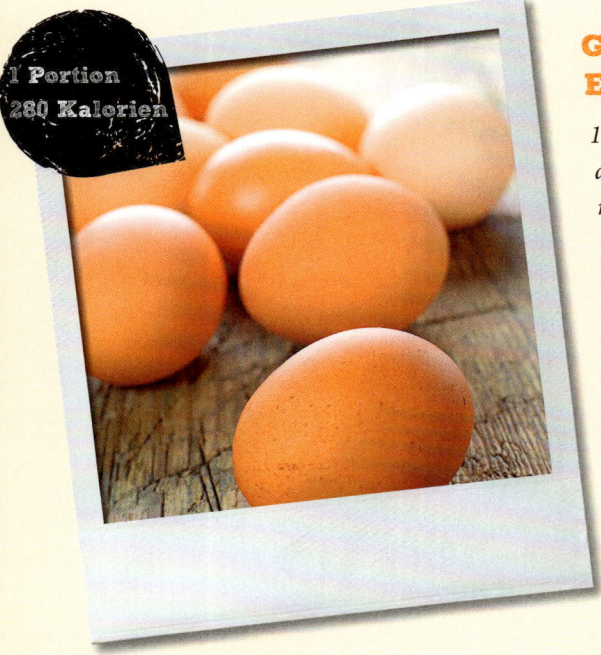

1 Portion
280 Kalorien

GEFÜLLTES EIBRÖTCHEN MIT AJVAR

1 Ei in 8 Minuten hart kochen und pellen. Das abgekühlte Ei grob zerkleinern und zusammen mit 1/2 EL Ajvar (Paprikacreme) und 1/2 TL mildem Senf pürieren. Mit Salz abschmecken. Das Brötchen aufschneiden, die untere Hälfte etwas aushöhlen und die Eicreme hineinfüllen. Die andere Hälfte auflegen und das Brötchen in Klarsichtfolie wickeln. 1/2 in Streifen geschnittene Paprikaschote dazuessen.

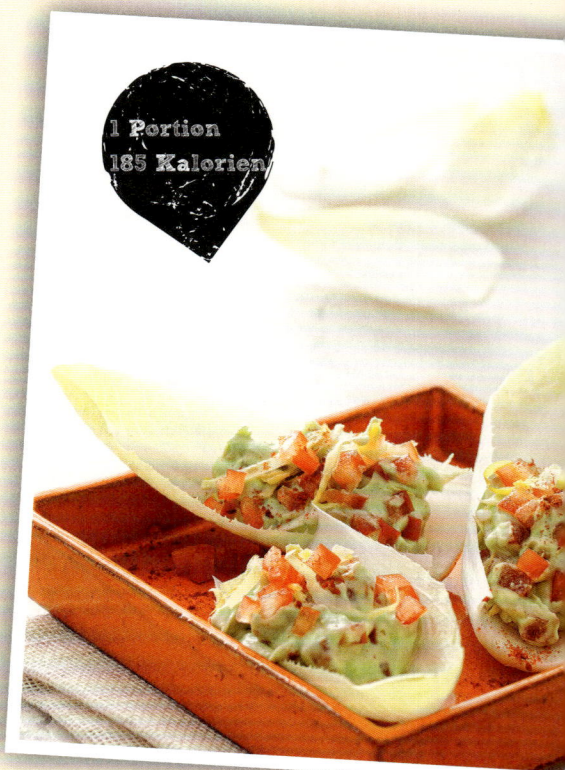

1 Portion
185 Kalorien

CHICORÉE-SCHIFFCHEN MIT AVOCADOCREME

1/2 kleine Avocado halbieren, das Fruchtfleisch herausschaben und mit 1/2 gehackten Knoblauchzehe, 50 g fettarmem Joghurt und 1/2 EL Salatcreme fein pürieren. Mit Salz, Cayennepfeffer und 1–2 EL Zitronensaft abschmecken. 1 EL fein gewürfelte Tomate daruntermischen. Die Blätter einer Chicoréestaude ablösen, die sehr kleinen Blättchen hacken und unter die Creme rühren. Die größeren Blätter mit der Creme füllen.

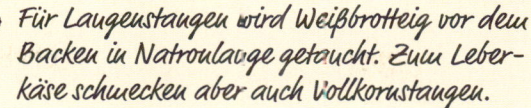

Für Laugenstangen wird Weißbrotteig vor dem Backen in Natronlauge getaucht. Zum Leberkäse schmecken aber auch Vollkornstangen.

LAUGENSTANGE MIT LEBERKÄSE

1 Laugenstange halbieren, die untere Hälfte mit 1 TL Halbfettbutter bestreichen. Mit 1 Salatblatt und 40 g bayerischem Leberkäse (unter 3 % Fett) belegen. 1/2 kleine Zwiebel abziehen, in Ringe schneiden und auf dem Leberkäse verteilen. Obere Hälfte der Laugenstange mit 1 TL Senf bestreichen und aufsetzen.

1 Portion
200 Kalorien

SAUERKRAUT-WRAP

50 g Sauerkraut abtropfen lassen. 1/4 Paprikaschote in feine Streifen schneiden. 1 Wrap (Tortillafladen) kurz erwärmen, 3 hauchdünne Scheiben geräucherte Putenbrust (Kühltheke) darauf verteilen. 1/2 EL saure Sahne daraufstreichen und mit Paprikapulver bestreuen. Kraut und Paprikaschote daraufgeben. Von einer Seite her ein Stückchen umklappen, dann quer dazu fest aufrollen und in Butterbrotpapier rollen.

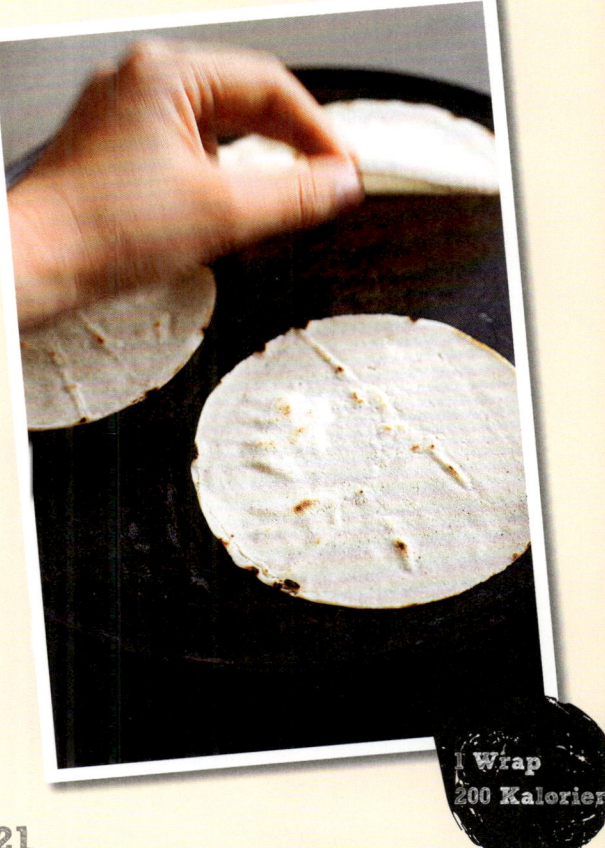

1 Wrap
200 Kalorien

Gemüsecurry mit Kokos

Für 2 Portionen:

400 g Kartoffeln

2 Paprikaschoten

400 g Möhren

400 g Porree

1 kleiner Apfel

1 EL Zitronensaft

2 TL Rapsöl

1 leicht gehäufter EL Mehl

2–3 EL mildes Currypulver

300 ml Gemüsebrühe oder -fond

200 ml fettarme Kokosmilch

Salz, Pfeffer

flüssiger Süßstoff

1 Kartoffeln schälen und vierteln, Paprikaschoten putzen und würfeln, Möhren schälen und in Scheiben schneiden. Porree längs halbieren, waschen und fein schneiden.

2 Apfel vierteln, das Kerngehäuse herausschneiden und das Fruchtfleisch in Spalten schneiden. Mit Zitronensaft beträufeln.

3 Das Öl erhitzen, Mehl und Currypulver mit einem Schneebesen unterrühren und kurz anschwitzen. Brühe zugeben und unter ständigem Rühren aufkochen. Dann erst die Kokosmilch zugeben, wieder gut unterrühren und aufkochen.

4 Zunächst die Kartoffeln zugeben und etwa 20 Minuten garen. Nach 5 Minuten Möhren und Paprika zufügen, Apfel und Möhren 5 Minuten vor Ende der Garzeit. Das Gemüsecurry mit Salz, Pfeffer, Currypulver und etwas Süßstoff abschmecken.

> **Pro Portion:** 12 g Eiweiß, 13 g Fett, 58 g Kohlenhydrate, 411 Kalorien

Für den Extrakick: Einen Esslöffel Kokosflocken in der Pfanne anrösten und darüberstreuen.

Linsen mit Pilzen

Für 2 Portionen:

1 Zwiebel
1 Knoblauchzehe
4 TL Rapsöl
150 g kleine Linsen (z. B. Beluga)
Salz
Pfeffer
1 EL Zitronensaft
250 g gemischte Pilze (z. B. Champignons, Pfifferlinge, Austernpilze)
1 Bund Frühlingszwiebeln
2 EL saure Sahne

1 Zwiebel und Knoblauch abziehen, würfeln und in 2 TL Öl glasig dünsten. Linsen und 450 ml Wasser zugeben, aufkochen und bei kleiner Hitze 45 Minuten garen. Mit Salz, Pfeffer und Zitronensaft abschmecken.

2 Pilze putzen und vierteln. Frühlingszwiebeln putzen, waschen und in Ringe schneiden. 10 Minuten vor Ende der Garzeit restliches Öl in einer beschichteten Pfanne erhitzen und die Pilze goldgelb braten. Frühlingszwiebeln einige Minuten miterhitzen.

3 Linsen auf zwei Tellern verteilen, die Pilzmischung in die Mitte geben und mit einem Klecks saurer Sahne servieren.

> Pro Portion: 23 g Eiweiß, 10 g Fett, 39 g Kohlenhydrate, 348 Kalorien

Brokkoligratin mit Reis

Für 2 Portionen:

125 g Reis-Getreide-Mix, Salz
500 g Brokkoli
1 Ei, 1 EL fettarmes Sojamehl
100 ml Milch (1,5 % Fett)
100 g Sojacreme
30 g Raspelkäse (30 % F. i. Tr.)
Pfeffer, Muskatnuss

1 Reis-Getreide-Mix 20 Minuten in Salzwasser kochen. Brokkoli putzen, in Röschen teilen und 8 Minuten mitgaren. Alles abgießen und in eine flache Auflaufform füllen.

2 Ei, Sojamehl, Milch, Sojacreme und Käse verrühren, mit Salz, Pfeffer und Muskat würzen und über das Gratin gießen. Im vorgeheizten Ofen bei 200 °C 30 Minuten backen.

> Pro Portion: 27 g Eiweiß, 11 g Fett, 51 g Kohlenhydrate, 414 Kalorien

Tomaten-Mais-Omelett

Für 2 Portionen:

2 Fleischtomaten

1 Bund Schnittlauch

1 Dose Mais (140 g Abtropfgewicht)

2 Eier, 2 Eiweiß

20 g fettarmes Sojamehl

5 EL Milch (1,5 % Fett)

Salz, Pfeffer, 1 TL Rapsöl

4 Scheiben Leinsamenbrot (s. S. 160)

2 TL Tomatenmark

30 g Alfalfasprossen

1 Die Fleischtomaten waschen und würfeln, dabei die Stielansätze entfernen. Schnittlauch waschen, trocken schütteln und in Röllchen schneiden. Mais in einem Sieb abbrausen und abtropfen lassen.

2 Eier und Eiweiß mit Sojamehl und Milch verquirlen, mit Salz und Pfeffer würzen. Eine beschichtete Pfanne mit Rapsöl ausstreichen und erhitzen. Die Eimasse hineingeben und 2–3 Minuten stocken lassen.

3 Tomaten, Mais und die Hälfte der Schnittlauchröllchen auf eine Hälfte der Eimasse verteilen. Die andere Hälfte darüberklappen. Das Omelett in weiteren 2–3 Minuten fertig garen.

4 Die Brotscheiben auf zwei Teller legen und mit Tomatenmark bestreichen. Das Omelett vierteln und auf den Broten anrichten. Mit den restlichen Schnittlauchröllchen und Alfalfasprossen bestreuen.

Pro Portion: 27 g Eiweiß, 11 g Fett, 44 g Kohlenhydrate, 392 Kalorien

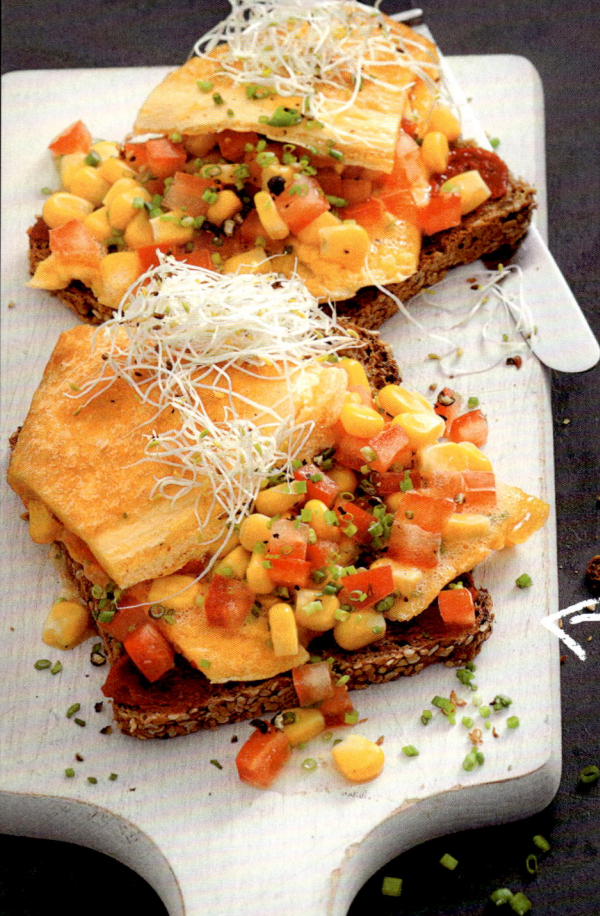

Ideal: Das Omelett mit fettarmem Sojamehl zubereiten. Es hat einen hohen Eiweißgehalt. Gibt's im Reformhaus.

Gemüseauflauf mit Käse

Für 2 Portionen:

je 600 g Blumenkohl und Brokkoli

Salz, 3 TL Rapsöl, 1 1/2 EL Mehl

150 ml Milch (1,5 % Fett)

300 ml Gemüsebrühe

Pfeffer, Curry

150 g Erbsen (tiefgekühlt)

4 EL geriebener Parmesan

4 EL Semmelbrösel

1 Gemüse putzen, in Röschen teilen und in kochendem Salzwasser 4–5 Minuten vorgaren. Abgießen und abtropfen lassen.

2 Das Öl erhitzen, das Mehl unterrühren und anschwitzen. Milch zugeben und unter Rühren aufkochen. Brühe unterrühren und aufkochen. Mit Salz, Pfeffer und Curry würzen.

3 Blumenkohl, Brokkoli und Erbsen in eine Auflaufform geben und die Sauce darübergießen. Bei 200 °C etwa 40 Minuten backen. Käse und Semmelbrösel mischen und nach 25 Minuten auf dem Auflauf verteilen.

> **Pro Portion: 25 g Eiweiß, 11 g Fett, 45 g Kohlenhydrate, 389 Kalorien**

Blechkartoffeln mit Dips

Für 2 Portionen:

600 g mittelgroße Frühkartoffeln

1 EL Rapsöl

2 TL Paprikapulver, Salz, Pfeffer

200 g Tomatenstückchen (Tetra Pak)

1–2 EL Kapern

flüssiger Süßstoff, Tabasco

1 Rezept Kräuterquarkcreme (s. S. 164)

1 Kartoffeln abbürsten und längs vierteln. Mit Öl, Paprika, Salz und Pfeffer in einer Schüssel mischen und auf ein mit Backpapier belegtes Backblech setzen. Kartoffeln im vorgeheizten Backofen bei 200 °C 30 Minuten backen, dabei einmal wenden.

2 Tomaten mit Kapern verrühren, mit Salz, Süßstoff und Tabasco würzen. Quarkcreme und Tomatendip zu den Kartoffeln servieren.

> **Pro Portion: 14 g Eiweiß, 5 g Fett, 42 g Kohlenhydrate, 282 Kalorien**

Paprikaschoten mit Couscous

Für 2 Portionen:

100 g Couscous

200 ml Gemüsebrühe

4–5 getrocknete Tomaten ohne Öl

150 g Erbsen (tiefgekühlt)

Salz, Pfeffer

2 Paprikaschoten

2 EL geriebener Parmesan

1/2 Bund Petersilie

150 g Joghurt (1,5 % Fett)

1 EL gehackte Kürbiskerne

2 TL Kürbiskernöl

1 Couscous mit 100 ml heißer Gemüsebrühe übergießen und 5 Minuten ziehen lassen.

2 Getrocknete Tomaten würfeln. Tomatenwürfel und Erbsen unter den Couscous heben. Mit Salz und Pfeffer abschmecken.

3 Paprikaschoten putzen, waschen, längs halbieren und den Couscous einfüllen. Parmesan darüberstreuen und die Schoten in eine ofenfeste Form stellen. Restliche Brühe zugießen und alles im vorgeheizten Ofen bei 200 °C 30–35 Minuten backen.

4 Petersilie waschen, trocken schütteln und die Blättchen fein schneiden. Joghurt mit Kürbiskernen, Öl und Petersilie verrühren und zu den Paprikaschoten servieren.

> **Pro Portion:** 19 g Eiweiß, 11 g Fett, 54 g Kohlenhydrate, 400 Kalorien

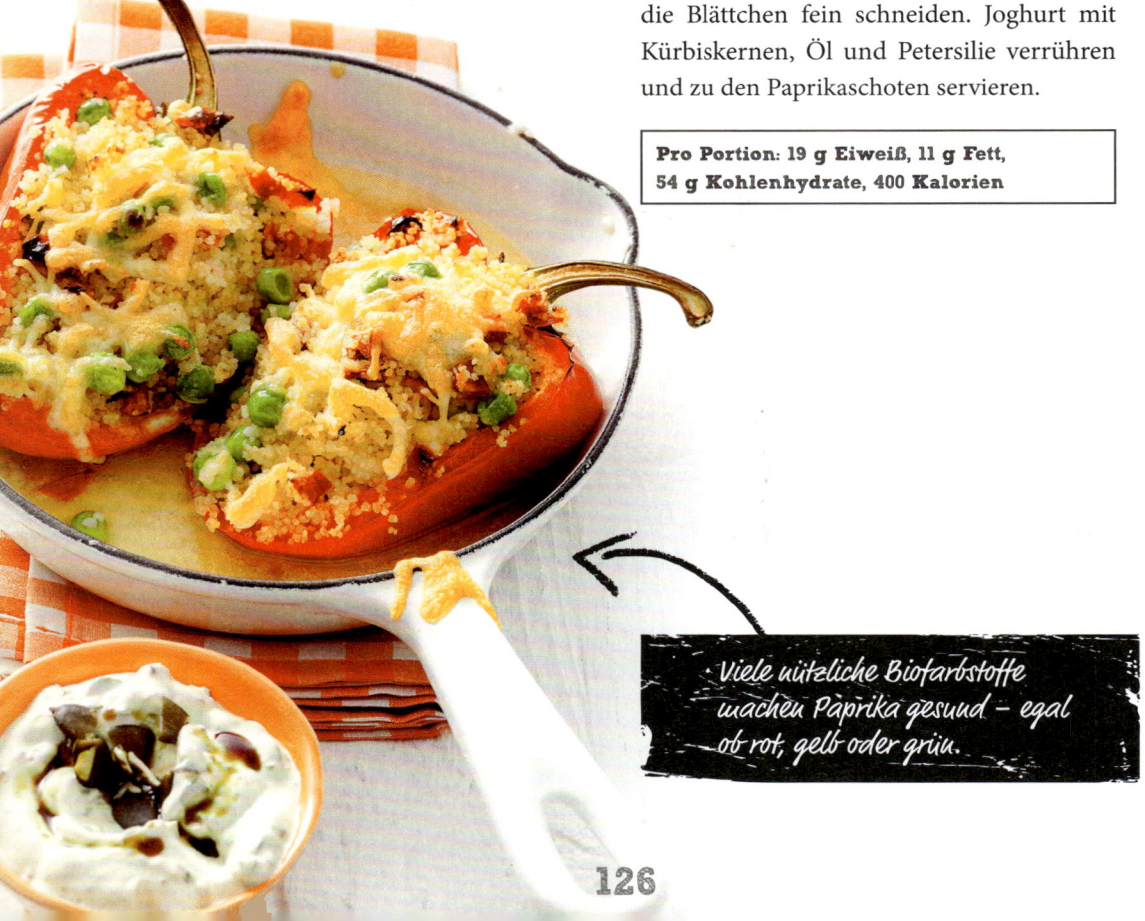

Viele nützliche Biofarbstoffe machen Paprika gesund – egal ob rot, gelb oder grün.

Zucchini mit Gemüsepüree

Für 2 Portionen:

je 250 g Kartoffeln und Möhren

2 Knoblauchzehen, Salz

1 Dose weiße Bohnen
(250 g Abtropfgewicht)

100 ml Milch (1,5 % Fett)

Pfeffer, getrockneter Thymian

400 g Zucchini

je 2 TL Raps- und Kürbiskernöl

1 EL Kürbiskerne

1 Die Kartoffeln und Möhren schälen und würfeln, den Knoblauch abziehen. Gemüse in Salzwasser zugedeckt 20 Minuten kochen. Bohnen abbrausen und 3 Minuten mitgaren.

2 Gemüse abgießen, mit einem Stampfer zerdrücken und die Milch unterrühren. Mit Salz, Pfeffer und Thymian abschmecken.

3 Zucchini längs in Scheiben schneiden und in einer mit Rapsöl gefetteten Grillpfanne von jeder Seite 3–4 Minuten braten. Mit Salz und Pfeffer würzen, mit Kürbiskernöl beträufeln. Püree mit Kürbiskernen bestreuen.

> **Pro Portion:** 20 g Eiweiß, 12 g Fett, 49 g Kohlenhydrate, 392 Kalorien

Chili con Pasta

Für 2 Portionen:

150 g Vollkornnudeln, Salz

2 Zwiebeln, 2 Knoblauchzehen

250 g Zucchini

1 Dose Kidneybohnen
(250 g Abtropfgewicht)

1 EL Rapsöl

100 ml Gemüsebrühe

1 Dose Pizzatomaten (400 g Füllmenge)

Kreuzkümmel, Cayennepfeffer

1 Nudeln in Salzwasser garen. Zwiebeln und Knoblauch abziehen und hacken. Zucchini putzen, halbieren und in Scheiben schneiden. Bohnen abbrausen und abtropfen lassen.

2 Öl in einer beschichteten Pfanne erhitzen. Zwiebeln und Knoblauch darin glasig dünsten. Zucchini, Brühe und Tomaten zugeben und zugedeckt bei mittlerer Hitze 10–15 Minuten garen. Bohnen zugeben, mit Salz, Kreuzkümmel und Pfeffer abschmecken. Nudeln abgießen, mit dem Chili servieren.

> **Pro Portion:** 20 g Eiweiß, 6 g Fett, 64 g Kohlenhydrate, 400 Kalorien

Spargel mit Vinaigrette

Für 2 Portionen:

2 kg Spargel

800 g Kartoffeln

Salz, Zucker

100 g Radieschen

1 Bund Schnittlauch

2 Portionen fettfreie Salatsauce (s. S. 166)

20 g Halbfettbutter

1 Spargel schälen, die Enden abschneiden. Kartoffeln abbürsten und in Salzwasser etwa 20 Minuten kochen. Spargel in Salzwasser mit einer Prise Zucker 15–20 Minuten kochen.

2 Radieschen putzen und fein würfeln, Schnittlauch in Röllchen schneiden. Beides mit der fettfreien Vinaigrette verrühren.

3 Kartoffeln abgießen und in Butter schwenken. Den Spargel gut abtropfen lassen und mit den Kartoffeln anrichten. Etwas von der Vinaigrette über den Spargel geben, den Rest getrennt servieren.

> **Pro Portion:** 22 g Eiweiß, 5 g Fett, 65 g Kohlenhydrate, 407 Kalorien

Zuckerschoten in Käsecreme

Für 2 Portionen:

400 g Zuckerschoten

Salz

1 Zwiebel

10 g Butter

100 g griechischer Joghurt (3,5 % Fett)

40 g Schmelzkäse (20 % i. Tr.)

Pfeffer

1/2 Beet Kresse

1 Zuckerschoten putzen, in reichlich Salzwasser 3–4 Minuten kochen und abgießen.

2 Zwiebel abziehen, fein würfeln und in zerlassener Butter glasig dünsten. Joghurt und Schmelzkäse zufügen. Unter Rühren erhitzen, bis der Käse geschmolzen ist.

3 Zuckerschoten in einer Schüssel anrichten und mit Käsecreme übergießen. Mit Pfeffer und Kresse bestreut servieren.

> **Pro Portion:** 12 g Eiweiß, 9 g Fett, 12 g Kohlenhydrate, 178 Kalorien

Soja-Spätzle mit Gemüse

1 Soja-Spätzle etwa 12 Minuten in Salzwasser garen, in einem Sieb abgießen und gut abtropfen lassen. Soja-Kost für Gerichte nach Hackfleisch-Art mit 100 ml warmem Wasser übergießen und 10 Minuten quellen lassen.

2 Die Zwiebeln abziehen und würfeln. Vom Suppengrün den Porree putzen und waschen, Möhren und Sellerie schälen. Das Gemüse ebenfalls in kleine Würfel schneiden.

3 Rapsöl in einer beschichteten Pfanne erhitzen und die Gemüsewürfel darin andünsten. Soja-Kost, Tomatenmark und 150 ml Wasser zugeben. Mit der italienischen Kräutermischung, Salz und Pfeffer herzhaft abschmecken.

4 Soja-Spätzle und Gemüse in eine Auflaufform füllen. Sojacreme und geriebenen Käse verrühren und darübergeben. Im vorgeheizten Backofen bei 200 °C etwa 25 Minuten überbacken.

> **Pro Portion: 46 g Eiweiß, 11 g Fett, 32 g Kohlenhydrate, 420 Kalorien**

Für 2 Portionen:

100 g Soja-Spätzle (Reformhaus)
Salz
50 g Soja-Kost für Gerichte nach Hackfleisch-Art (Reformhaus)
2 Zwiebeln
1 kleines Bund Suppengrün
2 TL Rapsöl
2 EL Tomatenmark
2 TL getrocknete Kräuter (ital. Mischung)
Pfeffer
100 g Sojacreme
50 g geriebener Käse (30 % Fett i. Tr.)

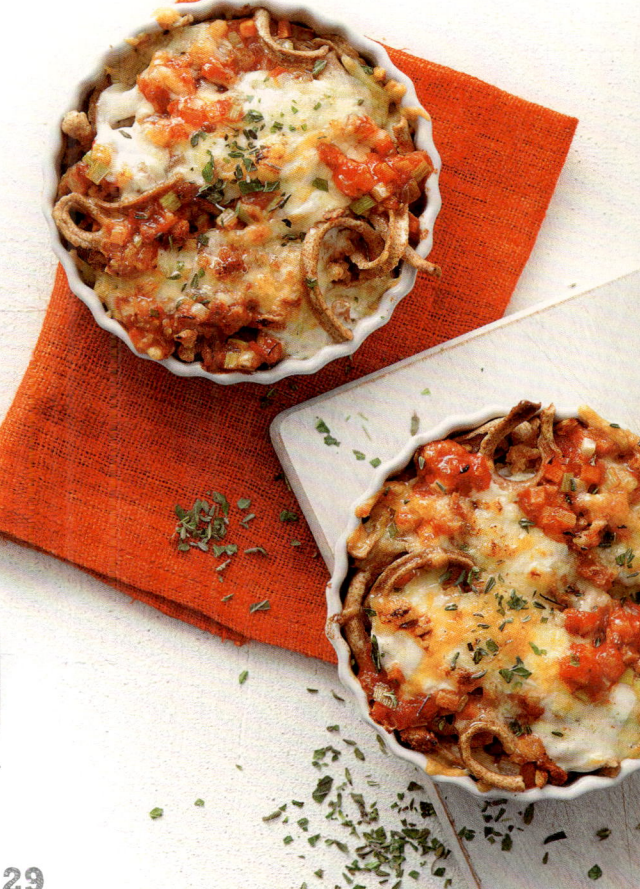

Ideale Sattmacher für Vegetarier: Sojaprodukte liefern hochwertiges Protein und Ballaststoffe.

Kichererbsen mit Kürbis

Für 2 Portionen:

750 g Hokkaido-Kürbis

4 TL Rapsöl

Salz, Pfeffer

2 Zwiebeln, 1 Knoblauchzehe

1 Dose Kichererbsen
(250 g Abtropfgewicht)

100 ml Gemüsebrühe

Kreuzkümmel

150 g Joghurt (1,5 % Fett)

2 EL Zitronensaft, 1 TL Inulin

Süßstoff, 1/2 Bund Minze

1 Kürbis waschen, in Spalten schneiden und die Kerne entfernen. Kürbisspalten auf ein mit Backpapier belegtes Blech stellen und mit der Hälfte des Öls bestreichen. Mit Salz und Pfeffer würzen und im vorgeheizten Ofen bei 200 °C 30–35 Minuten backen.

2 Zwiebeln und Knoblauch abziehen und fein würfeln. Das restliche Öl in einer Pfanne erhitzen. Zwiebeln und Knoblauch darin glasig dünsten.

3 Die Kichererbsen in einem Sieb abbrausen, abtropfen lassen, mit der Gemüsebrühe in die Pfanne geben und 5 Minuten garen. Mit Salz, Pfeffer und Kreuzkümmel abschmecken.

4 Joghurt mit Zitronensaft und Inulin verrühren, mit Salz, Pfeffer und etwas Süßstoff würzen. Die Minze abbrausen und trocken schütteln. Die Blättchen in schmale Streifen schneiden und unterrühren.

5 Die heißen Kürbisspalten und Kichererbsen auf Tellern anrichten und mit dem Minzjoghurt servieren.

> **Pro Portion:** 25 g Eiweiß, 11 g Fett,
> 31 g Kohlenhydrate, 340 Kalorien

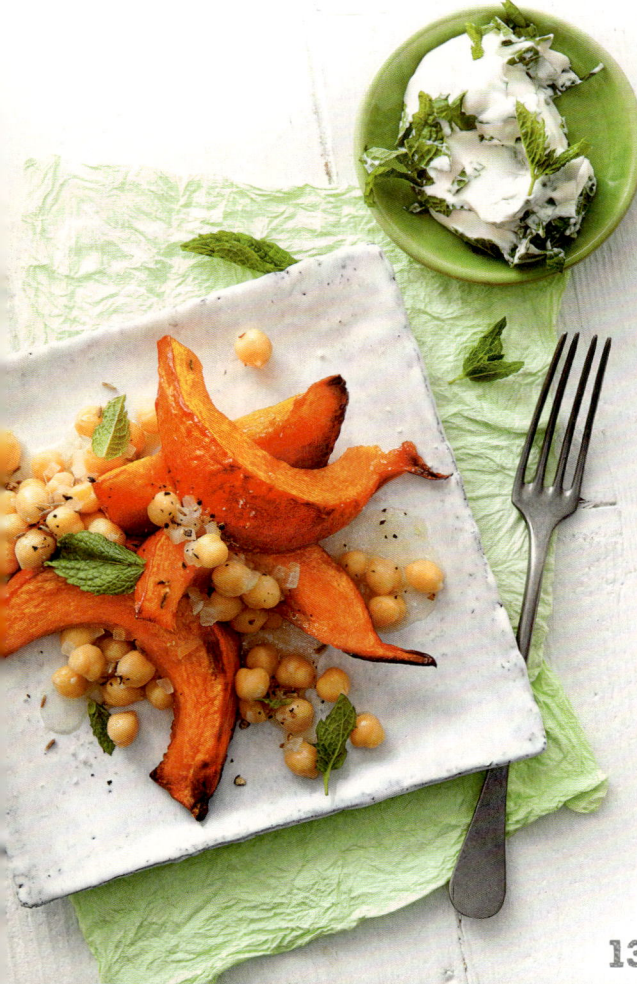

Veggi-Moussaka

1 Auberginen und Zucchini putzen. Die Hälfte der Zucchini in Scheiben schneiden, restliche Zucchini und Auberginen würfeln. Kartoffeln schälen und in Scheiben schneiden.

2 Zwiebel abziehen und in Streifen, Knoblauch abziehen und in Scheibchen schneiden. Tomaten waschen und in Scheiben schneiden.

3 Die Brühe aufkochen, das Gemüse hineingeben und 10 Minuten vorgaren. Gemüse abgießen, dabei die Flüssigkeit auffangen. Das Öl erhitzen, Mehl mit einem Schneebesen unterrühren und kurz anschwitzen. Die Milch zugeben und unter Rühren aufkochen.

4 Die Gemüsebrühe zugeben und erneut aufkochen. Einige Minuten kochen lassen, dann mit Salz, Pfeffer und Zimt abschmecken. Ei und Sojamehl unterrühren.

5 Sämtliches Gemüse in eine flache Auflaufform füllen, mit Salz, Pfeffer und Thymian bestreuen. Die Sauce darübergeben und die Tomaten- und Zucchinischeiben dachziegelartig darauf verteilen. Im vorgeheizten Backofen bei 200 °C etwa 25 Minuten überbacken.

Für 2 Portionen:

500 g Auberginen
500 g Zucchini
500 g Kartoffeln
1 Zwiebel
1 Knoblauchzehe
200 g Tomaten
200 ml Gemüsebrühe oder -fond
2 TL Rapsöl
1 leicht gehäufter EL Mehl
100 ml Milch (1,5 % Fett)
Salz, Pfeffer, Zimtpulver
1 Ei, 1 EL vollfettes Sojamehl
2–3 TL getrockneter Thymian

Pro Portion: 21 g Eiweiß, 10 g Fett, 53 g Kohlenhydrate, 400 Kalorien

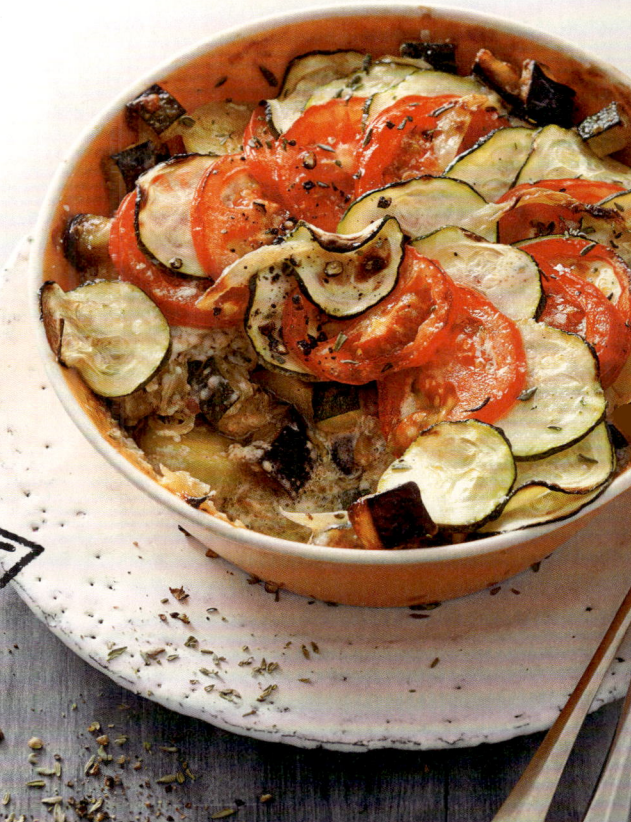

Viel Gemüse und raffinierte Würze: Zimtpulver gibt der pikanten Mischung eine besondere Note.

Pasta mit Gemüsesauce

Für 2 Portionen:

1 kleines Bund Suppengrün

1 EL Olivenöl

1 Dose Tomaten (400 g Füllmenge)

1 Knoblauchzehe

200 g körniger Frischkäse (200 g)

Salz

Pfeffer

200 g Hörnchennudeln

20 g Parmesankäse

1/2 Beet Kresse

1 Das Bund Suppengrün auseinandernehmen, das Gemüse putzen, waschen und sehr fein schneiden oder im Blitzhacker zerkleinern. Öl in einer Pfanne erhitzen, das Gemüse zufügen und 5 Minuten dünsten.

2 Die Tomaten mit der Flüssigkeit zum Gemüse geben. Knoblauch abziehen und direkt dazupressen. Bei großer Hitze ohne Deckel cremig einkochen lassen. Den Frischkäse in die Sauce geben und gut verrühren, salzen und pfeffern.

3 Die Nudeln nach Angabe auf der Packung bissfest kochen. In einem Sieb abgießen und abtropfen lassen.

4 Nudeln in einer vorgewärmten Schüssel mit der Gemüse-Käse-Sauce mischen. Parmesan reiben, Kresse abschneiden. Beides über die Pasta streuen und heiß servieren. Dazu passt grüner Salat.

Pro Portion: 32 g Eiweiß, 11 g Fett, 82 g Kohlenhydrate, 572 Kalorien

Einfach, preiswert und lecker: Suppengrün, Frischkäse und Parmesan geben der Sauce Gehalt und Würze.

Spitzkohl mit Erdnüssen

Für 2 Portionen

2 Zwiebeln

1 EL Erdnussöl

700 g Spitzkohl

2–3 EL Sojasoße

1 TL Paprikapulver (edelsüß)

Pfeffer, Salz

2 EL saure Sahne

1 EL gesalzene Erdnüsse

1 Zwiebeln abziehen, würfeln und in heißem Öl bei mittlerer Hitze glasig dünsten.

2 Spitzkohl putzen, waschen und in breite Streifen schneiden. Kohlstreifen zu den Zwiebeln geben. Sojasauce, Paprikapulver und zwei Esslöffel heißes Wasser zufügen.

3 Im geschlossenen Topf bei kleiner Hitze 15 Minuten schmoren. Das Gemüse mit Pfeffer und wenig Salz würzen und mit saurer Sahne anrichten. Erdnüsse darüberstreuen.

> **Pro Portion: 12 g Eiweiß, 15 g Fett, 15 g Kohlenhydrate, 245 Kalorien**

Rote Linsen in Sahne

Für 2 Portionen

200 g Bandnudeln, Salz

50 g rote Linsen

125 ml Gemüsebrühe

2 frische Lorbeerblätter

150 g Zucchini

1 kleine Zwiebel, 2 EL Öl

50 ml Kochsahne

Cayennepfeffer

20 g geriebener Parmesankäse

1 Nudeln in Salzwasser nach Packungsangabe bissfest kochen und abgießen. Linsen in Brühe mit Salz und Lorbeerblättern bei kleiner Hitze 5–8 Minuten garen.

2 Zucchini putzen, waschen und in Scheiben schneiden. Zwiebel abziehen, würfeln und in heißem Öl glasig dünsten. Zucchini und Sahne zufügen. Zugedeckt 8–10 Minuten schmoren, dann pürieren. Die Linsen zufügen, mit Salz und Pfeffer kräftig würzen. Nudeln mit den Sahnelinsen anrichten und mit Parmesankäse bestreut servieren.

> **Pro Portion: 23 g Eiweiß, 18 g Fett, 84 g Kohlenhydrate, 606 Kalorien**

Lachs auf Spitzkohl

Für 2 Portionen:

1 kleiner Spitzkohl (ca. 750 g)

Salz

500 g Lachsfilet

2 EL Zitronensaft

Pfeffer

100 ml Gemüsebrühe

100 g Sojacreme

1 TL Mehl

1/2 Bund Dill

Muskatnuss

2 EL Kapern

1 Den Spitzkohl putzen, vierteln und den harten Strunk herausschneiden. Die Kohlviertel in Streifen schneiden, in kochendes Salzwasser geben und einmal aufkochen. Kohlstreifen in einem Sieb abtropfen lassen, dabei etwas ausdrücken.

2 Das Fischfilet mit Küchenpapier abtupfen, halbieren und mit Zitronensaft, Salz und Pfeffer würzen.

3 Gemüsebrühe, Sojacreme und Mehl mit einem Schneebesen verrühren und zusammen mit dem Spitzkohl in einem Topf aufkochen. Fischfilets darauflegen und zugedeckt bei kleiner Hitze 5–10 Minuten garen.

4 Dill waschen, trocken schütteln und fein hacken. Lachsfilets auf Teller geben, den Kohl mit Salz, Pfeffer und Muskatnuss abschmecken und mit dem Fisch anrichten. Mit Kapern und gehacktem Dill bestreuen.

Pro Portion: 58 g Eiweiß, 11 g Fett, 13 g Kohlenhydrate, 389 Kalorien

Kohl liebt Kapern! Die eingelegten Blütenknospen des Kapernstrauchs harmonieren aber auch bestens mit Fisch.

Frutti di mare mit Pasta

Für 2 Portionen:

2 Knoblauchzehen

1 EL Rapsöl

250 g Frutti di mare (tiefgekühlt)

1 Dose Pizzatomaten (400 g Füllmenge)

100 g Soja-Spaghetti, Salz

100 g Sojacreme, Pfeffer

2–3 EL Zitronensaft

1 Knoblauchzehen abziehen, fein würfeln und im Öl glasig dünsten. Meeresfrüchte und Tomaten zugeben und aufkochen. Bei kleiner Hitze etwa 10 Minuten garen.

2 Soja-Spaghetti in kochendem Salzwasser nach Packungsangabe garen.

3 Sojacreme unter die Sauce rühren und mit Salz, Pfeffer und Zitronensaft abschmecken. Die Spaghetti abgießen, gut abtropfen lassen und unterheben.

> **Pro Portion:** 44 g Eiweiß, 10 g Fett, 28 g Kohlenhydrate, 385 Kalorien

Kabeljauragout

Für 2 Portionen:

1 Gemüsezwiebel

2 Paprikaschoten, 1 EL Rapsöl

200 ml Gemüsebrühe

2 EL Paprikamark

500 g Kabeljaufilet

Salz, Pfeffer, 2–3 EL Zitronensaft

150 g Sojacreme

2 TL Mehl, 2 EL Schnittlauchröllchen

1 Zwiebel abziehen und in Streifen schneiden. Paprika putzen, waschen und würfeln. Öl erhitzen und das Gemüse darin 5 Minuten andünsten. Brühe und Paprikamark unterrühren und 10–12 Minuten zugedeckt bei mittlerer Hitze garen.

2 Kabeljau mit Salz, Pfeffer und Zitronensaft würzen und in Stücke schneiden. Die letzten 5 Minuten auf das Gemüse legen und mitgaren.

3 Sojacreme und Mehl verrühren und unter das Ragout mischen. Einmal aufkochen lassen und mit Schnittlauch bestreut servieren.

> **Pro Portion:** 52 g Eiweiß, 10 g Fett, 24 g Kohlenhydrate, 407 Kalorien

Fischfilet auf Blattspinat

Für 2 Portionen:

2–3 Schalotten

1–2 Knoblauchzehen, 2 EL Rapsöl

500 g Blattspinat (tiefgekühlt)

Salz, Pfeffer

400 g Fischfilet (z. B. Kabeljau)

150 g Joghurt (1,5 % Fett)

2–3 EL Zitronensaft

1 TL Inulin

1 Schalotten und Knoblauch abziehen, fein würfeln und in heißem Öl glasig dünsten. Spinat und 6–8 EL Wasser zugeben, mit Salz und Pfeffer bestreuen und zugedeckt 15 Minuten garen. Zwischendurch umrühren.

2 Den Fisch abbrausen, trocken tupfen, mit Salz und Pfeffer würzen und in den letzten 5 Minuten mitgaren. Joghurt mit Zitronensaft und Inulin verrühren, mit Salz und Pfeffer würzen. Zu Spinat und Fisch servieren.

> **Pro Portion:** 45 g Eiweiß, 13 g Fett, 7 g Kohlenhydrate, 344 Kalorien

Gegrillte Heringe

Für 2 Portionen:

300 g grüne Bohnen

Salz

250 g Tomaten

2 rote Zwiebeln

1 Kopf Radicchio

2 Portionen fettfreie Salatsauce (s. S. 166)

2 ausgenommene Heringe (à ca. 200 g)

Pfeffer

1 TL Rapsöl

1 Bohnen putzen, waschen, in Stücke teilen und in kochendem Salzwasser 12–15 Minuten garen. Abgießen und abtropfen lassen.

2 Tomaten waschen, putzen und in Spalten schneiden. Zwiebeln abziehen und in Ringe schneiden. Radicchio putzen, waschen, trocken schleudern und in Stücke zupfen. Salatzutaten mit der Sauce vermischen.

3 Heringe abbrausen, trocken tupfen und mit Salz und Pfeffer würzen. Rundherum mit Öl einpinseln und in einer Grillpfanne von jeder Seite 5–8 Minuten garen. Die Heringe auf dem Salat anrichten.

> **Pro Portion:** 28 g Eiweiß, 21 g Fett, 11 g Kohlenhydrate, 346 Kalorien

Gebackene Forellen

1 Die Forellen kalt abbrausen und trocken tupfen. Forellen innen und außen mit Salz und Pfeffer würzen und in Vollkornmehl wenden.

2 Möhren und Sellerie schälen und in Scheiben schneiden. Petersilie waschen, trocken schütteln und fein hacken. Knoblauch abziehen und zerdrücken.

3 Öl in einer Pfanne erhitzen. Die Forellen darin von beiden Seiten kurz anbraten. Aus der Pfanne nehmen und das Bratfett abgießen. Bratensatz mit Essig ablöschen.

4 Brühe zugießen. Möhren, Sellerie, Knoblauch und die Hälfte der Petersilie dazugeben. Mit Pfeffer und Salz würzen und alles zugedeckt bei schwacher Hitze 10 Minuten kochen.

5 Die Forellen nebeneinander in eine ofenfeste Form legen und mit dem Gemüse bedecken. Pinienkerne darüberstreuen und im vorgeheizten Backofen bei 200 °C etwa 10 Minuten backen.

> **Pro Portion:** 37 g Eiweiß, 16 g Fett, 12 g Kohlenhydrate, 354 Kalorien

Für 2 Portionen:

2 küchenfertige Forellen (à ca. 350 g)
Salz, Pfeffer
1 EL Vollkornmehl
2 Möhren
3 Stangen Staudensellerie
1 Bund Petersilie
1 Knoblauchzehe
2 EL Rapsöl
2 EL Weißwein- oder Sherry-Essig
125 ml Gemüsebrühe
1 TL Pinienkerne

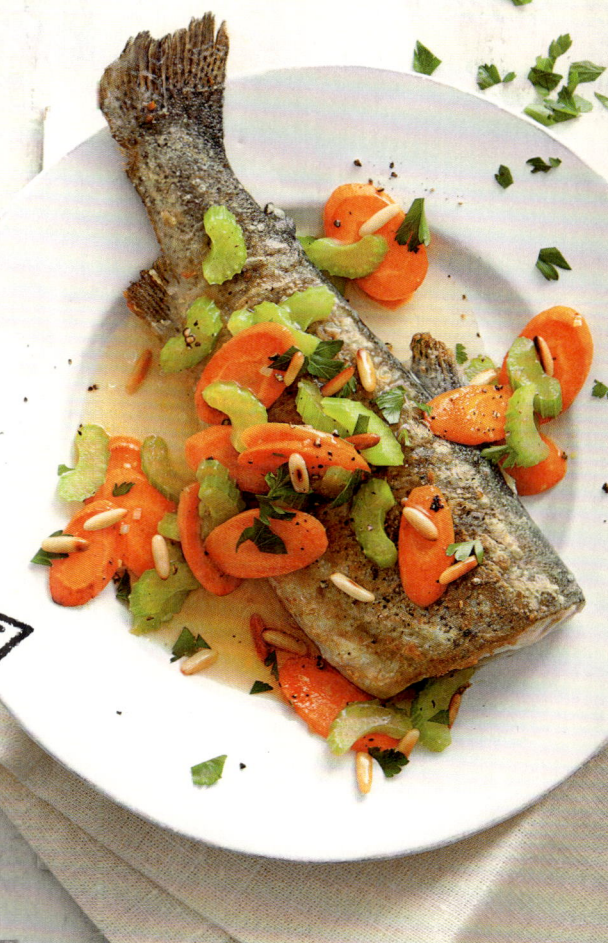

Für frische Forellen am besten ins Netz gehen: Der nächste Zuchtbetrieb ist meist nur einen Klick weit entfernt.

Dinkelpizza mit Thunfisch

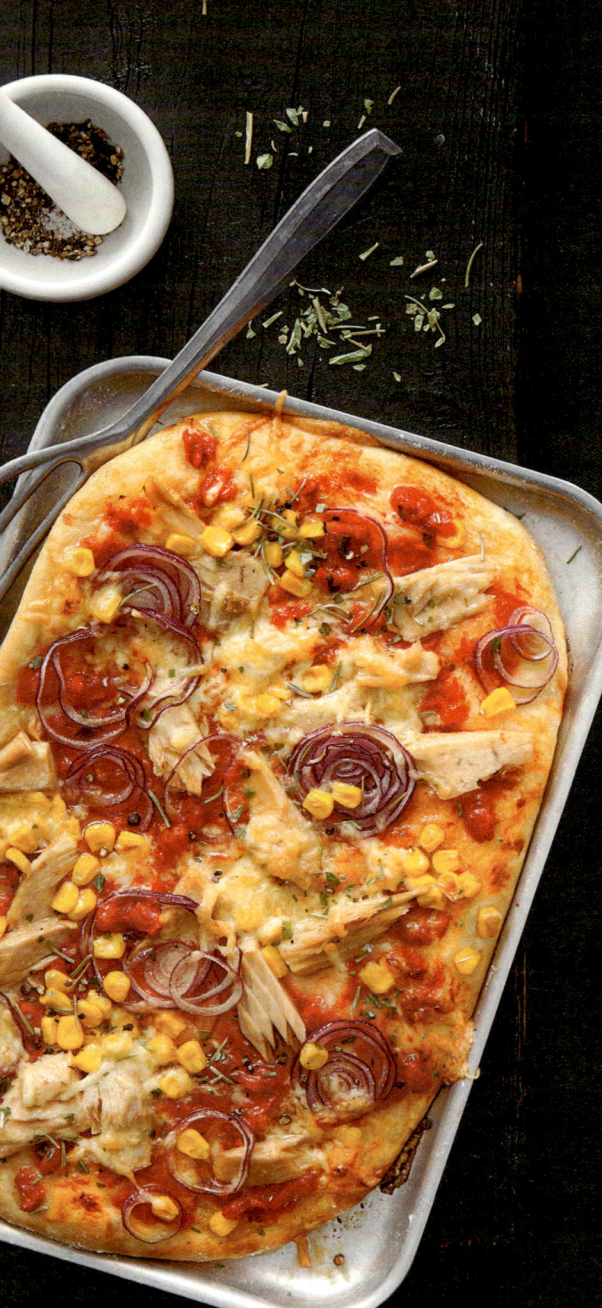

Für 12 Stücke:

175 g Mehl

175 g Dinkelmehl

1/2 TL Salz

1 Prise Zucker

1/2 Würfel Hefe (20 g)

5 EL Rapsöl

2 Dosen Thunfisch natur (140 g Abtropfgewicht)

1 Dose Mais (140 g Abtropfgewicht)

2 rote Zwiebeln

1 Dose Pizzatomaten (400 g Füllmenge)

Pfeffer

getrocknete Kräuter (ital. Mischung)

100 g Pizzakäse (30 % Fett i. Tr.)

1 Mehl, Salz und Zucker in eine Schüssel geben. Hefe in 200 ml lauwarmem Wasser auflösen und mit dem Öl zufügen. Mit den Knethaken des Handrührgeräts zu einem glatten Teig verarbeiten und zugedeckt gehen lassen, bis er sein Volumen verdoppelt hat.

2 Thunfisch und Mais abtropfen lassen. Die Zwiebeln abziehen und in Ringe schneiden.

3 Den Teig auf einem Backblech ausrollen, Tomaten darauf verteilen und mit Salz, Pfeffer und Kräutern würzen. Thunfisch, Mais und Zwiebeln daraufgeben und mit Käse bestreuen. Im vorgeheizten Ofen bei 200 °C auf der unteren Schiene 20–25 Minuten backen.

Pro Portion: 12 g Eiweiß, 6 g Fett, 22 g Kohlenhydrate, 197 Kalorien

Garnelen mit Aioli

Für 2 Portionen:

50 g Salatcreme

50 g Joghurt (1,5 % Fett)

2–3 TL Zitronensaft

1 kleine Knoblauchzehe

Salz, Cayennepfeffer, 1 TL Rapsöl

250 g Garnelen (ohne Kopf und Schale)

1 EL gehackte Petersilie, 1/2 Zitrone

1 Salatcreme mit Joghurt und Zitronensaft verrühren. Knoblauchzehe abziehen und direkt in die Creme pressen. Mit Salz und Pfeffer abschmecken.

2 Die Garnelen in heißem Öl von jeder Seite 1–2 Minuten braten, mit Salz und Pfeffer würzen. Garnelen mit Petersilie bestreuen und mit dem Knoblauch-Dip servieren. Die Zitrone vierteln und dazulegen.

> **Pro Portion:** 26 g Eiweiß, 8 g Fett,
> 6 g Kohlenhydrate, 206 Kalorien

Makrelenfilets auf Mangold

Für 2 Portionen:

1 Zwiebel

500 g Mangold

3 TL Rapsöl

5 EL Gemüsebrühe

Salz, Pfeffer, Muskatnuss

2 Makrelenfilets (à 160 g)

1 EL Mehl

1/2 Zitrone

1 Zwiebel abziehen und würfeln, Mangold putzen und waschen. Die Stiele in Streifen schneiden, die Blätter hacken. 2 TL Öl erhitzen und die Zwiebeln darin glasig dünsten. Mangoldstiele und Brühe zugeben und zugedeckt 5 Minuten garen. Blätter zufügen und weitere 10 Minuten garen. Mit Salz, Pfeffer und Muskat abschmecken.

2 Makrelen abspülen und trocken tupfen. Mit Salz und Pfeffer würzen und im Mehl wenden und in einer beschichteten Pfanne im restlichen Öl von jeder Seite 2 Minuten braten. Makrelen und Gemüse mit Zitronenvierteln auf Tellern anrichten.

> **Pro Portion:** 35 g Eiweiß, 24 g Fett,
> 13 g Kohlenhydrate, 420 Kalorien

Gebratener Thunfisch
in Limettensauce

Für 2 Portionen:

2 Thunfischsteaks (à 150 g)

Salz, Pfeffer

1 EL Olivenöl

1 TL Mehl

1 Stück Ingwerwurzel (ca. 10 g)

100 g Kirschtomaten

5–6 Basilikumblätter

2 EL Limettensaft

2 EL Schmand

1 Thunfischsteaks kalt abbrausen, trocken tupfen, leicht salzen und pfeffern.

2 Öl in einer Pfanne erhitzen. Die Thunfischsteaks mit Mehl bestäuben und in heißem Öl von jeder Seite 2 Minuten braten.

3 Ingwerwurzel schälen und fein würfeln. Kirschtomaten waschen, trocken reiben und halbieren. Basilikumblätter abbrausen, trocken tupfen und fein schneiden.

4 Ingwer und Tomaten in den letzten 2 Minuten zum Fisch geben und mitbraten bzw. erwärmen. Alles herausnehmen und warm stellen.

5 Limettensaft in der Pfanne erhitzen, salzen und pfeffern. Schmand und Basilikum mit Limettensaft verrühren. Den Thunfisch mit der Sauce begießen und sofort servieren.

> **Pro Portion:** 36 g Eiweiß, 20 g Fett, 5 g Kohlenhydrate, 359 Kalorien

Großer Genuss mit kleinen Würztricks: Ingwer, Limettensaft und Basilikum machen die Sauce zum Erlebnis.

Jakobsmuscheln
mit Thymian

Für 2 Portionen:

6 Jakobsmuscheln

1–2 EL Zitronensaft

Salz, Pfeffer

1 EL Mehl

10 g Butter

1/2 EL Olivenöl

1/2 Knoblauchzehe

1 Schalotte

1 TL frische Thymianblättchen

1 Das Muschelfleisch kalt abspülen und trocken tupfen. Mit Zitronensaft, Salz und Pfeffer würzen, in Mehl wenden.

2 Butter und Öl in einer Pfanne erhitzen und das Muschelfleisch darin rundherum hell anbraten. Knoblauch und Schalotte abziehen, fein würfeln und zu den Muscheln geben. Thymian ebenfalls zufügen. Zugedeckt bei kleiner bis mittlerer Hitze 2–3 Minuten schmoren. Sofort servieren.

> **Pro Portion: 19 g Eiweiß, 7 g Fett,
> 7 g Kohlenhydrate, 173 Kalorien**

Gegrillter Kabeljau

Für 2 Portionen:

2 Kabeljaukoteletts (à 250 g)

1 EL Olivenöl

Salz

Pfeffer

2 EL milder Senf

200 g griechischer Joghurt (3,5 % Fett)

Zitronensaft

1 Prise Zucker

1 Den Fisch kalt abbrausen und trocken tupfen. Mit Olivenöl einpinseln, salzen, pfeffern und mit 1 EL Senf bestreichen.

2 Den Fisch auf ein Stück Alufolie legen und auf dem Rost des vorgeheizten Grills von jeder Seite 3–5 Minuten grillen.

3 Joghurt mit restlichem Senf verrühren und bei sehr kleiner Hitze erwärmen. Mit Salz, Pfeffer, etwas Zitronensaft und Zucker würzen. Sofort zum Fisch servieren.

> **Pro Portion: 41 g Eiweiß, 11 g Fett,
> 6 g Kohlenhydrate, 295 Kalorien**

Schweinefilet mit Bohnen

Für 2 Portionen:

1 Zweig Rosmarin

2 Schweinefilets (à 125 g)

Pfeffer

2 Scheiben Parmaschinken

1 EL Rapsöl, 1 Zwiebel

1 Knoblauchzehe

30 g getrocknete Tomaten ohne Öl

1 Dose weiße Bohnen
(240 g Abtropfgewicht)

30 g Rucola

125 ml Gemüsebrühe

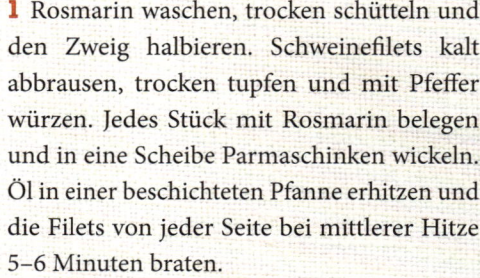

1 Rosmarin waschen, trocken schütteln und den Zweig halbieren. Schweinefilets kalt abbrausen, trocken tupfen und mit Pfeffer würzen. Jedes Stück mit Rosmarin belegen und in eine Scheibe Parmaschinken wickeln. Öl in einer beschichteten Pfanne erhitzen und die Filets von jeder Seite bei mittlerer Hitze 5–6 Minuten braten.

2 Inzwischen Zwiebel und Knoblauchzehe abziehen und fein würfeln. Getrocknete Tomaten in Streifen schneiden. Bohnen in einem Sieb abgießen, abbrausen und abtropfen lassen. Rucola waschen, trocken tupfen und grob schneiden. Das Fleisch aus der Pfanne nehmen, in Alufolie wickeln und ruhen lassen.

3 Zwiebeln, Knoblauch und Tomaten im Bratfett glasig dünsten, mit Brühe ablöschen und 4–5 Minuten garen. Bohnen zugeben und erhitzen. Rucola unterheben.

4 Das Fleisch aus der Alufolie nehmen und den Bratensaft zu den Bohnen gießen. Schweinefilets in Scheiben schneiden und mit den Bohnen anrichten.

Pro Portion: 45 g Eiweiß, 9 g Fett,
33 g Kohlenhydrate, 403 Kalorien

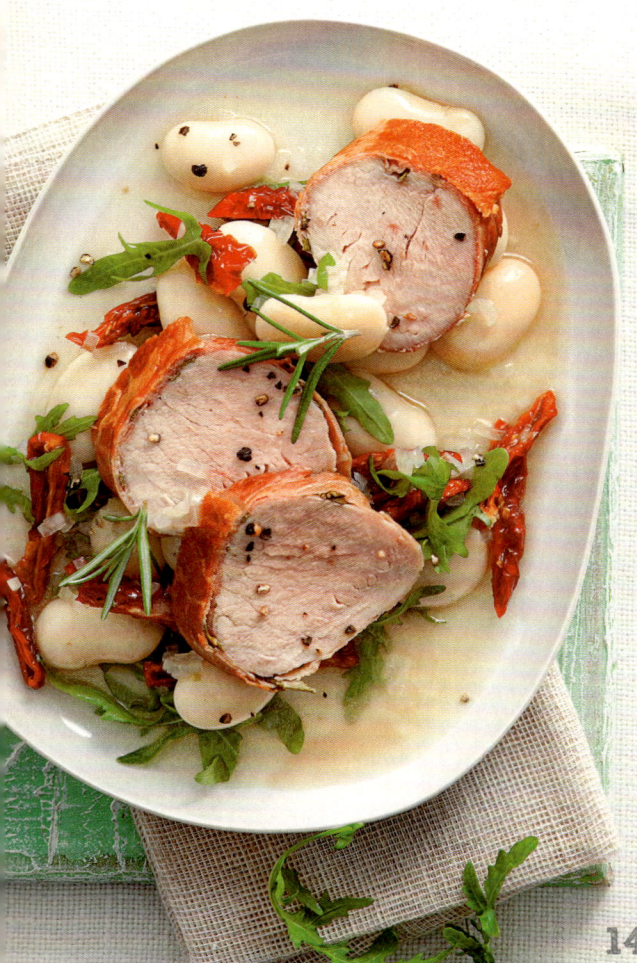

Frittata mit Putenbrust

1 Eier, Eiweiß, Sojamehl und Milch in einer Schüssel gut verquirlen und mit Salz und Pfeffer würzen. Den Teig beiseitestellen und kurz quellen lassen.

2 Zucchini putzen, waschen und in Scheiben schneiden. Öl in einer kleinen beschichteten Pfanne erhitzen und die Zucchinischeiben darin 3–4 Minuten anbraten. Die Eiermasse darübergießen und zugedeckt stocken lassen. Nach 3–4 Minuten mithilfe eines Topfdeckels oder eines Tellers wenden. Dazu den Teller oder Deckel auf die Pfanne legen, diese wenden und so die Masse stürzen. Dann die Frittata mit der noch nicht gegarten Seite nach unten vorsichtig in die Pfanne gleiten lassen.

3 Für den Tomatendip Pizzatomaten mit Salz, Tabasco und etwas flüssigem Süßstoff feurig abschmecken. Die Petersilie waschen und trocken schütteln. Die Blättchen abzupfen, fein hacken und unter die Tomaten heben.

4 Die Putenstreifen in einer beschichteten Pfanne ohne Fett erhitzen. Die Frittata vierteln oder achteln und mit dem Fleisch und dem Tomatendip servieren.

Pro Portion: 60 g Eiweiß, 12 g Fett, 6 g Kohlenhydrate, 379 Kalorien

Für 2 Portionen:

2 Eier (Größe M)
2 Eiweiß
40 g entfettetes Sojamehl
5 EL Milch (1,5 % Fett)
Salz, Pfeffer
200 g Zucchini
2 TL Rapsöl
1/2 Dose Pizzatomaten (ca. 200 g)
Tabasco, flüssiger Süßstoff
1/2 Bund Petersilie
300 g gegarte Putenbruststreifen (Kühltheke)

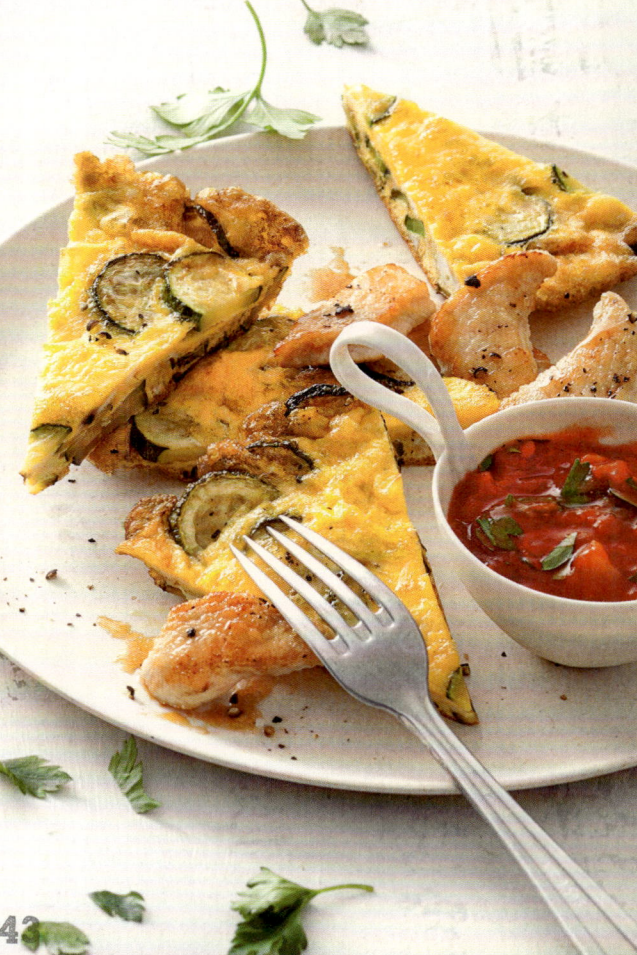

Filetsteak auf Gemüse

Für 2 Portionen:

3 EL Balsamessig

30 g Rosinen

400 g Zucchini

400 g Möhren

1 Zwiebel

1 Knoblauchzehe

4 Rinderfiletsteaks (à 80 g)

2 TL Rapsöl

Salz, Pfeffer

1 Rosmarinzweig

100 ml Gemüsebrühe

flüssiger Süßstoff

1 EL Pinienkerne

1 Balsamessig in eine kleine Schale geben, die Rosinen darin einweichen. Zucchini putzen, Möhren schälen. Beides waschen und in Scheiben schneiden. Zwiebel und Knoblauchzehe abziehen und würfeln.

2 Öl in einer Pfanne erhitzen und die Steaks von beiden Seiten darin anbraten. Mit Salz und Pfeffer würzen und auf einen ofenfesten Teller legen. Im vorgeheizten Backofen bei 180 °C 6–8 Minuten garen.

3 Möhren, Zwiebeln, Rosmarin und Knoblauch im Bratfett andünsten und zugedeckt 10 Minuten garen. Zucchini zugeben und zugedeckt weitere 5 Minuten garen.

4 Brühe und eingeweichte Rosinen mit dem restlichen Essig zugeben und das Gemüse mit Salz, Pfeffer und wenig Süßstoff abschmecken. Gemüse mit den Filets auf Tellern anrichten und mit Pinienkernen bestreuen.

> **Pro Portion:** 40 g Eiweiß, 13 g Fett, 27 g Kohlenhydrate, 394 Kalorien

Diese Filetsteaks sind auch gut für Fastentage. Dann die Rosinen weglassen und Weinessig nehmen.

Chili mit Putenbrust

Für 2 Portionen:

300 g grüne Bohnen (tiefgekühlt)

Salz, 2 Zwiebeln

2 Knoblauchzehen, 1 EL Rapsöl

1 Scheibe geräucherte Putenbrust (100 g)

1 Dose Baked beans (400 g)

1 Dose Kidneybohnen
(250 g Abtropfgewicht)

1/2 Dose Pizzatomaten (ca. 200 g)

Cayennepfeffer

1–2 EL Zitronensaft

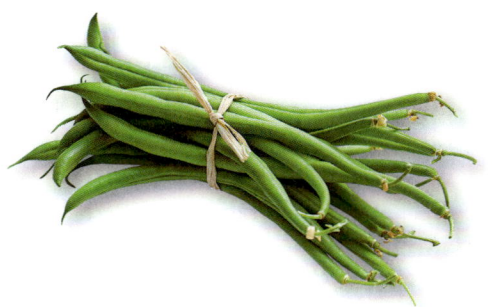

1 Die tiefgekühlten grünen Bohnen in Salzwasser 12–15 Minuten bissfest garen, abgießen und abtropfen lassen. Die Zwiebeln abziehen und in Spalten schneiden, Knoblauch abziehen und fein würfeln.

2 Öl in einer Pfanne erhitzen, Zwiebeln und Knoblauch darin glasig dünsten. Putenbrust in Würfel schneiden und mit allen Bohnen und den Pizzatomaten zugeben und erwärmen. Mit Salz, Cayennepfeffer und Zitronensaft herzhaft abschmecken.

> **Pro Portion:** 35 g Eiweiß, 8 g Fett,
> 50 g Kohlenhydrate, 423 Kalorien

Schnelle Currywurst

Für 2 Portionen:

1 TL Rapsöl

5 Schweinsbratwürstl (unter 3 % Fett)

100 g Gewürz- oder Curryketchup

100 g passierte Tomaten
(Tetra Pak oder Dose)

Currypulver

1 Öl in einer beschichteten Pfanne erhitzen, die Schweinsbratwürste darin rundherum braun braten, herausnehmen und in mundgerechte Stücke schneiden.

2 Ketchup und Tomatenpüree in der Pfanne erhitzen und über den Wurststücken verteilen. Mit Currypulver bestäubt servieren.

> **Pro Portion:** 21 g Eiweiß, 5 g Fett,
> 14 g Kohlenhydrate, 187 Kalorien

Hähnchenbrust auf Spargel mit Orangensauce

Für 2 Portionen:

500 g grüner Spargel

Salz

2 Hähnchenbrustfilets (à 150 g)

Pfeffer

1 TL Rapsöl

100 g Mungobohnensprossen

1/2 Chilischote

100 ml Orangensaft

2 EL Sojasauce

1 EL Erdnussbutter (30 g)

flüssiger Süßstoff

1 Die Spargelstangen waschen, im unteren Drittel schälen und in kochendem Salzwasser 8–10 Minuten bissfest garen. Abtropfen lassen und beiseitestellen.

2 Die Filets rundherum mit Salz und Pfeffer würzen. In einer beschichteten Pfanne in heißem Öl von jeder Seite 5 Minuten braten.

3 Sprossen kalt abbrausen und abtropfen lassen. Chilischote längs halbieren, putzen, waschen und die Kerne entfernen. Schote fein hacken. Orangensaft mit Sojasauce, Erdnussbutter und gehacktem Chili verrühren. Mit wenig Salz und Süßstoff abschmecken.

4 Hähnchenbrustfilets in Scheiben schneiden und mit Spargel und Sprossen auf Tellern anrichten. Orangensauce darüberträufeln.

> **Pro Portion:** 46 g Eiweiß, 11 g Fett, 12 g Kohlenhydrate, 341 Kalorien

Putenbrust im Bratschlauch mit Schnittlauchdip

1 Kartoffeln, Kohlrabi, Möhren und Spargel schälen und waschen. Kartoffeln und Möhren längs vierteln, Kohlrabi halbieren und in Scheiben schneiden, die Spargelstangen dritteln. Das vorbereitete Gemüse mischen und zusammen mit der Gemüsebrühe in einen Bratschlauch füllen.

2 Putenbrustfilet kalt abbrausen, trocken tupfen und rundherum mit Salz, Pfeffer und Paprikapulver würzen. Putenbrust auf das Gemüse setzen. Den Bratschlauch gut verschließen und mit einer Gabel einige Male einstechen. Gemüse und Fleisch im vorgeheizten Ofen bei 200 °C 35 Minuten garen.

3 Für den Dip Schnittlauch waschen, trocken schütteln und in feine Röllchen schneiden. Joghurt mit Salz würzen und mit Zitronensaft abschmecken. Die Schnittlauchröllchen unter den Joghurt heben.

4 Den Bratschlauch nach der Garzeit vorsichtig öffnen. Gemüse und Hähnchenbrust auf Tellern anrichten und mit dem Schnittlauchdip servieren.

Pro Portion: 49 g Eiweiß, 3 g Fett, 44 g Kohlenhydrate, 411 Kalorien

Für 2 Portionen:

350 g kleine Kartoffeln
350 g Kohlrabi
350 g Möhren
350 g Spargel
125 ml Gemüsebrühe
300 g Putenbrustfilet
Salz, Pfeffer
Paprikapulver (edelsüß)
1 Bund Schnittlauch
150 g Joghurt (1,5 % Fett)
1–2 EL Zitronensaft

Schweinefilet aus dem Wok

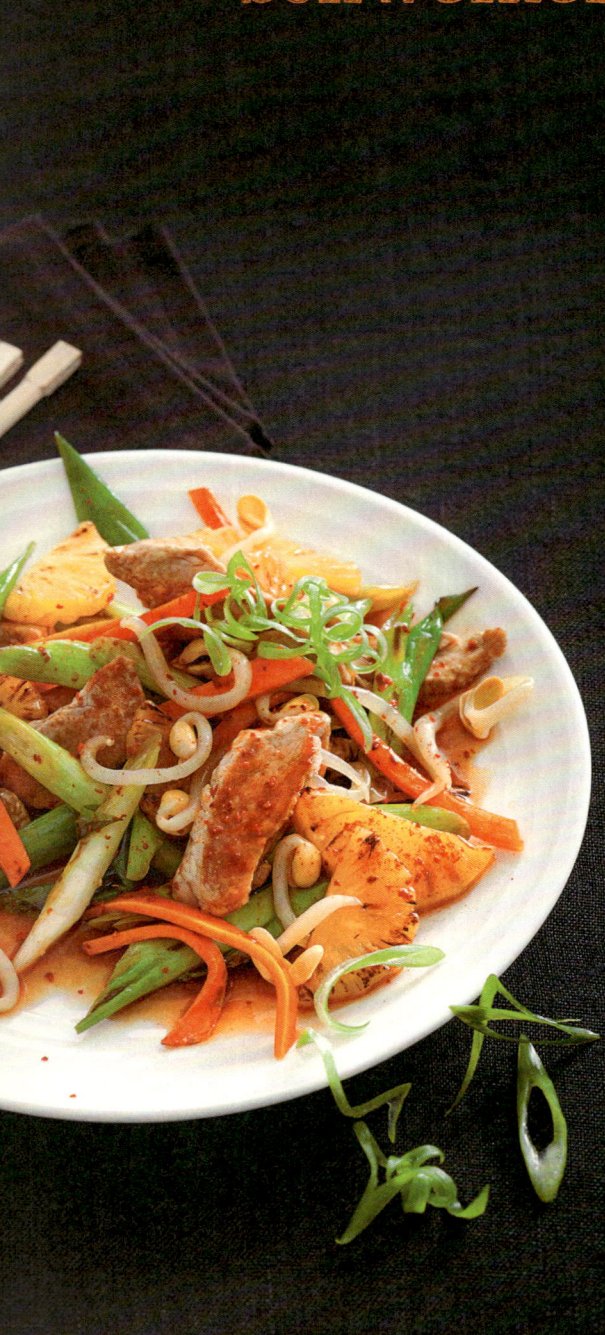

Für 2 Portionen:

250 g Möhren

1 Bund Frühlingszwiebeln

100 g Mungobohnensprossen

1 Baby-Ananas

350 g Schweinefilet

4 TL Rapsöl, Salz, Cayennepfeffer

3 EL Sojasauce

200 ml Gemüsebrühe

1 TL Speisestärke

1 Möhren schälen und in feine Stifte oder Streifen schneiden, Frühlingszwiebeln putzen und schräg in 4 cm breite Stücke schneiden. Sprossen abbrausen und abtropfen lassen. Ananas schälen und in Stücke schneiden.

2 Schweinefilet in Streifen schneiden und in einem Wok in 1 TL heißem Öl erhitzen. Rundherum etwa 3 Minuten braten, mit Salz und Cayennepfeffer würzen. Das Fleisch herausheben und beiseitestellen.

3 In 2 TL Öl die Möhren 4–5 Minuten braten und ebenfalls herausnehmen. Frühlingszwiebeln, Sprossen und Ananas im restlichen Öl 1–2 Minuten braten.

4 Fleisch und Möhren zum Gemüse geben. Sojasauce, Brühe und Stärke verrühren und über Fleisch und Gemüse gießen. Aufkochen und mit Salz und Pfeffer herzhaft würzen.

Pro Portion: 44 g Eiweiß, 11 g Fett, 24 g Kohlenhydrate, 382 Kalorien

Birnen, Bohnen und Speck

Für 2 Portionen:

750 g Steckrübe

500 g grüne Bohnen

2 Zwiebeln, 1 EL Rapsöl

1 1/4 l Gemüsebrühe

2 kleine feste Birnen (300 g)

150 g Speckwürfel (unter 5 % Fett)

Salz, Pfeffer

2–3 EL Essig, Süßstoff

2 EL gehackte Petersilie

1 Steckrübe schälen und würfeln, Bohnen putzen und halbieren, Zwiebeln abziehen, würfeln und in heißem Öl glasig dünsten. Steckrüben und Brühe zugeben und 10 Minuten garen. Bohnen zugeben und weitere 10 Minuten garen.

2 Birnen vierteln, zugeben und weitere 5 Minuten garen. Zum Schluss die Speckwürfel miterhitzen. Mit Salz, Pfeffer, Essig und Süßstoff abschmecken und mit gehackter Petersilie bestreuen.

> Pro Portion: 26 g Eiweiß, 10 g Fett, 45 g Kohlenhydrate, 384 Kalorien

Schinken-Muffins

Für 12 Stück:

2 Frühlingszwiebeln

1 Paprikaschote, 150 g Mehl

50 g Getreideflocken

1/2 Beutel Backpulver

20 g Inulin, 1/2–1 TL Salz

200 ml Buttermilch, 2 Eier

100 g Schinkenwürfel (unter 5 % Fett)

50 g Raspelkäse (30 % F. i. Tr.)

1 Frühlingszwiebeln und Paprika putzen, waschen und in kleine Würfel schneiden. Mehl, Getreideflocken, Backpulver, Inulin und Salz in eine Schüssel geben. Buttermilch und Eier zufügen und zu einem glatten Teig verarbeiten. Gemüse, Schinkenwürfel und die Hälfte des Käses unterrühren.

2 Papierbackförmchen in die Mulden eines Muffinblechs legen und die Masse verteilen. Käse darüberstreuen. Muffins im vorgeheizten Ofen bei 180 °C 25–30 Minuten backen.

> Pro Stück: 6 g Eiweiß, 2 g Fett, 13 g Kohlenhydrate, 105 Kalorien

Lammfilets mit Couscous

Für 2 Portionen:

200 g Lammrückenfilet

1 TL Rapsöl

150 ml Gemüsebrühe

125 g Couscous

2 Bund Petersilie

250 g Gurke

30 g getrocknete Aprikosen

Salz, Pfeffer

Kreuzkümmel

1 TL Sesam

1/2 TL Schwarzkümmel

1 Das Lammrückenfilet mit Salz und Pfeffer würzen. Öl in einer beschichteten Pfanne erhitzen und das Filet von jeder Seite 1–2 Minuten anbraten. Anschließend im vorgeheizten Ofen bei 160 °C 10 Minuten garen.

2 125 ml Gemüsebrühe erhitzen, Couscous einrühren und 5 Minuten quellen lassen. Petersilie waschen, trocken schütteln und grob schneiden. Die Gurke waschen und würfeln, die getrockneten Aprikosen in Streifen schneiden.

3 Couscous mit einer Gabel auflockern und eventuell noch etwas Gemüsebrühe zufügen. Gurke, Petersilie und Aprikosen untermischen. Mit Salz, Pfeffer und Kreuzkümmel herzhaft abschmecken.

4 Das Lammfleisch in Scheiben schneiden und mit dem Couscous auf Tellern anrichten. Sesam und Schwarzkümmel mischen und darüberstreuen.

> **Pro Portion:** 29 g Eiweiß, 7 g Fett, 54 g Kohlenhydrate, 403 Kalorien

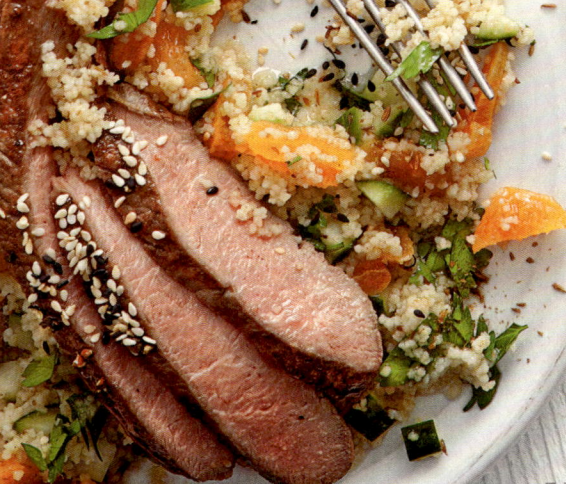

Gulasch mit Kraut

1 Das Sauerkraut in ein Sieb geben, mit einer Gabel etwas auflockern, abtropfen lassen und grob hacken. Kartoffeln schälen und würfeln, Zwiebel abziehen und würfeln.

2 Das Fleisch in Streifen schneiden und in heißem Öl rundherum 3 Minuten braten. Mit Salz, Pfeffer und Paprikapulver würzen, mit einem Schaumlöffel herausnehmen und beiseitestellen.

3 Kartoffel- und Zwiebelwürfel im verbliebenen Bratfett andünsten. Sauerkraut und Brühe zugeben, mit Kümmel und Paprikapulver würzen. Zugedeckt bei kleiner Hitze 20 Minuten garen. Saure Sahne mit Mehl verrühren, mit einem Kochlöffel einrühren und einmal aufkochen lassen.

4 Das Fleisch zugeben und erwärmen. Petersilie waschen, trocken schütteln und fein hacken. Gulasch mit den Gewürzen noch einmal herzhaft abschmecken und mit Petersilie bestreut servieren.

> **Pro Portion:** 32 g Eiweiß, 11 g Fett, 35 g Kohlenhydrate, 390 Kalorien

Für 2 Portionen:

1 Dose Sauerkraut (580 ml)
500 g Kartoffeln
1 Zwiebel
200 g Schweinefilet
1 EL Rapsöl
Salz, Pfeffer, Paprikapulver
1/2 l Gemüsebrühe
1–2 TL Kümmel
50 g saure Sahne
1 TL Mehl
1/2 Bund Petersilie

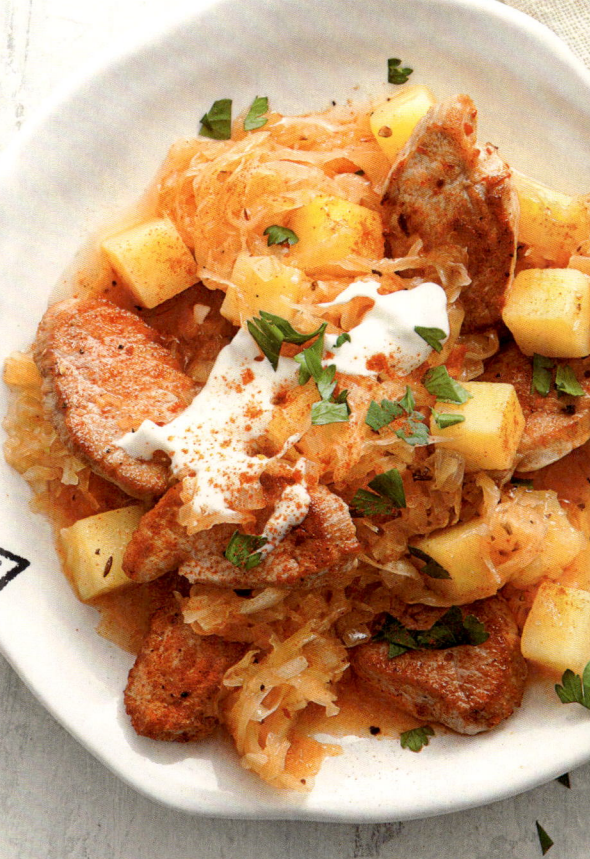

> Schneller geht's mit 3-Minuten-Sauerkraut und gekochten Kartoffeln vom Vortag.

Frikadellen mit Bohnen

Für 2 Portionen:

50 g Soja-Kost für Gerichte
nach Hackfleisch-Art (Reformhaus)

1 Zwiebel

125 g Beefsteakhack

1 Ei, 1–2 TL Senf

Salz, Pfeffer

1 EL Rapsöl

600 g grüne Bohnen

1/2 Dose Pizzatomaten (200 g)

100 ml Sojacreme

1/2 Bund Petersilie

1 Soja-Kost mit 100 ml warmem Wasser übergießen und 10 Minuten quellen lassen. Die Zwiebel abziehen und fein würfeln.

2 Soja-Kost, Beefsteakhack, Ei, Zwiebelwürfel und Senf in eine Schüssel geben, mit Salz und Pfeffer würzen. Mit den Knethaken des Handrührgeräts zu einem glatten Teig verkneten. Anschließend mit den Händen 4 Frikadellen formen und in einer beschichteten Pfanne in heißem Öl von jeder Seite 8 Minuten braten.

3 Die grünen Bohnen putzen und die Enden abschneiden. Bohnen in kochendem Salzwasser etwa 20 Minuten bissfest garen, abgießen und abtropfen lassen.

4 Tomatenstücke und Sojacreme im Topf erhitzen, die Bohnen wieder zugeben und unterheben. Die Petersilie waschen, trocken schütteln und hacken. Bohnen und Frikadellen anrichten und mit Petersilie bestreuen.

Pro Portion: 39 g Eiweiß, 12 g Fett,
19 g Kohlenhydrate, 350 Kalorien

Vegetarier bereiten die Frikadellen ohne Fleisch, dafür mit der doppelten Menge Soja-Kost zu.

Hähnchenbrust mit Fenchel

1 Den Fenchel putzen, waschen und in Scheiben schneiden. Die Kartoffeln schälen und der Länge nach in Spalten schneiden. Die Knoblauchzehen abziehen und halbieren. Rosmarinzweig waschen und in größere Stücke schneiden.

2 Die Hähnchenbrust abbrausen, trocken tupfen und auf ein Backblech legen. Fenchelscheiben, Kartoffelspalten, Knoblauchhälften und Rosmarin um das Geflügel verteilen.

3 Die Orange auspressen, den Saft mit Gemüsebrühe und Rapsöl verrühren und über das Gemüse gießen. Alles mit Salz und Pfeffer würzen und im vorgeheizten Backofen bei 200 °C 30 Minuten backen. Die Kirschtomaten waschen, trocken tupfen und zugeben. Alles weitere 10 Minuten backen.

4 Die Hähnchenbrust herausnehmen, vom Knochen schneiden und mit dem Gemüse auf Tellern anrichten.

> **Pro Portion:** 56 g Eiweiß, 7 g Fett, 27 g Kohlenhydrate, 407 Kalorien

Für 2 Portionen:

400 g Fenchel
250 g Kartoffeln
3 Knoblauchzehen
1 Rosmarinzweig
500 g Hähnchenbrust (mit Haut und Knochen)
1 Orange
250 ml Gemüsebrühe
1 EL Rapsöl
Salz
Pfeffer
200 g Kirschtomaten

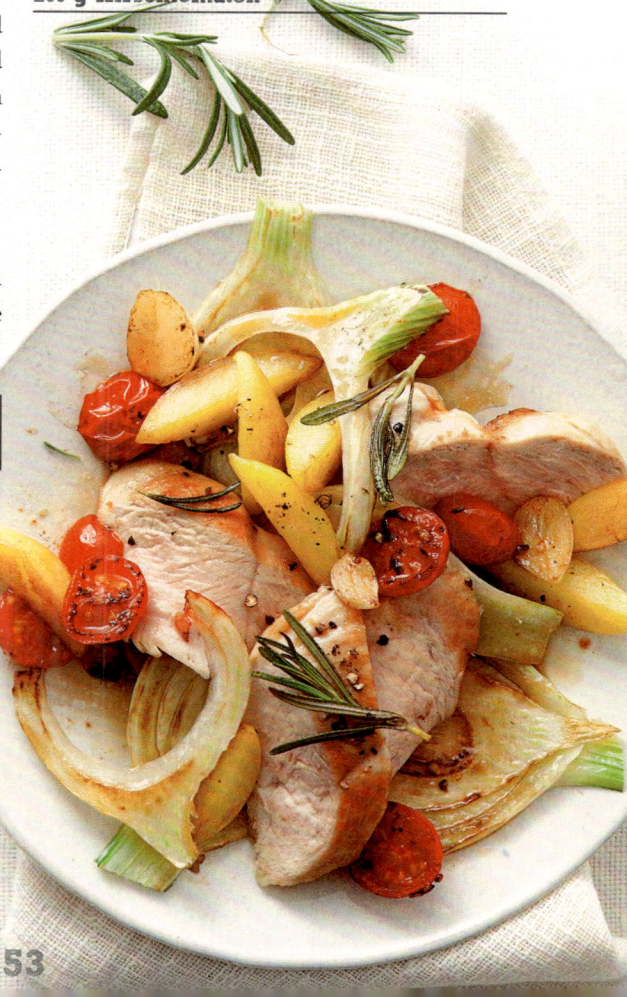

Müsli-Riegel mit Rosinen

Zutaten für 12 Stück:

200 g Magerquark

50 g Zucker

200 g Fruchtaufstrich Kirsch

100 g Mehl

50 g fettarmes Sojamehl

150 g Getreideflocken

25 g Inulin

25 g Molkepulver

100 g Rosinen

30 g dunkle Kuchenglasur

1 Quark mit Zucker und Fruchtaufstrich verrühren. Mehl, Sojamehl, Getreideflocken, Inulin und Molkepulver dazugeben und unterrühren. Zum Schluss die Rosinen unter den Teig mischen.

2 Ein Backblech mit Backpapier belegen und den Teig darauf gleichmäßig zu einer Fläche von 24 × 30 cm ausstreichen. Das gelingt am besten, wenn Sie ein zweites Stück Backpapier obenauflegen. Im vorgeheizten Backofen bei 180 °C 25–30 Minuten backen. Noch heiß in 12 Riegel schneiden und abkühlen lassen.

3 Die Kuchenglasur nach Packungsanweisung im heißen Wasserbad auflösen. Die flüssige Schokolade in dünnen Streifen über die Riegel träufeln. Schokoglasur trocknen lassen und die Riegel in einer gut schließenden Dose aufbewahren.

> **Pro Riegel: 7 g Eiweiß, 2 g Fett, 34 g Kohlenhydrate, 186 Kalorien**

Statt Rosinen klein geschnittene getrocknete Pflaumen, Aprikosen oder Äpfel unter den Teig mischen.

Riegel mit Erdnussbutter

Für 18 Stück:

100 g fettarmes Sojamehl

100 g geschroteter Leinsamen

1 TL Backpulver

3 Eiweiß

150 g Erdnussbutter

200 g Frischkäsezubereitung (Magerstufe)

1 1/2 TL flüssiger Süßstoff

50 g gehackte Kürbiskerne

1 Sojamehl, Leinsamen und Backpulver vermischen. Eiweiß, Erdnussbutter, Frischkäse und Süßstoff unterrühren.

2 Die Hände mit Sojamehl bestäuben und aus dem Teig daumendicke, etwa 10 cm lange Rollen formen. Die Rollen in den Kürbiskernen wenden und auf ein mit Backpapier ausgelegtes Backblech legen.

3 Im vorgeheizten Backofen bei 180 °C 10–20 Minuten backen. Bei 20 Minuten Backzeit wird der Riegel knuspriger.

> **Pro Riegel: 9 g Eiweiß, 7 g Fett, 2 g Kohlenhydrate, 110 kcal**

Käsekuchen-Schnitten

Für 16 Schnitten:

50 g Butter

80 g Zucker

1 Beutel Vanillezucker

2 Eier

500 g Magerquark

1 Glas Apfel-Aprikosen-Mus (350 g)

60 g Weizengrieß

25 g Inulin

Fett für die Form

1 Butter, Zucker und Vanillezucker schaumig schlagen. Nacheinander Eier, Magerquark, Apfel-Aprikosen-Mus, Weizengrieß und Inulin unterrühren.

2 Den Teig in eine gefettete ofenfeste Form (20 × 30 cm) füllen und im vorgeheizten Backofen bei 180 °C etwa 40 Minuten backen. Wird die Oberfläche zu braun, mit Alufolie abgedecken. Den Käsekuchen in der Form abkühlen lassen, dann in Streifen von etwa 4 × 10 cm schneiden.

> **Pro Portion: 5 g Eiweiß, 3 g Fett, 13 g Kohlenhydrate, 109 Kalorien**

Muffins mit Mandarinen

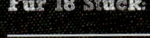

Für 18 Stück:

2 Eier

Salz

1 Dose Mandarinen (175 g Abtropfgewicht)

100 g Halbfettbutter

80 g brauner Zucker

1 Beutel Vanillezucker

250 g Magerquark

5 EL Zitronensaft

200 g Mehl

100 g Haferflocken

1 Pck. Backpulver

25 g Inulin

1 Die Eier trennen, Eiweiß mit einer Prise Salz steif schlagen und kühl stellen. Mandarinen in einem Sieb abtropfen lassen.

2 Halbfettbutter und Zucker schaumig schlagen, nacheinander Eigelb, Magerquark und Zitronensaft unterrühren. Mehl, Haferflocken, Backpulver und Inulin mischen und gut verrühren.

3 Mandarinen und Eischnee auf den Teig geben und mit einem Spatel vorsichtig unterheben.

4 Papierförmchen in die Mulden eines Muffinblechs legen und den Teig darin verteilen. Im vorgeheizten Backofen bei 180 °C 20–25 Minuten backen. Zum Servieren mit Haferflocken bestreuen.

Pro Stück: 5 g Eiweiß, 3 g Fett,
20 g Kohlenhydrate, 133 Kalorien

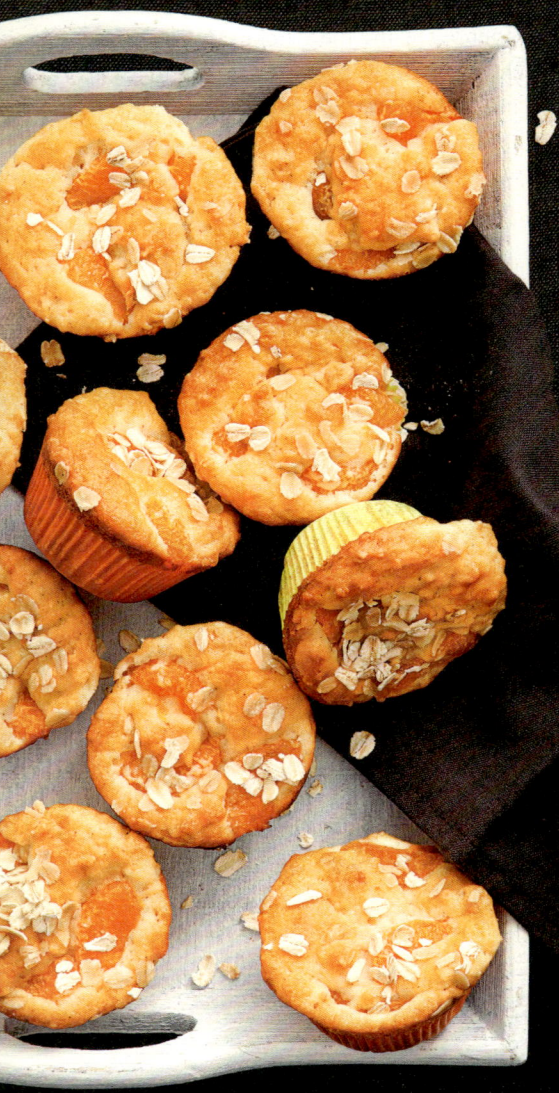

Schoko-Muffins

Für 12 Muffins:

1 Dose Kidneybohnen
(250 g Abtropfgewicht)

200 ml Milch (1,5 % Fett)

1 Backmischung Schoko-Muffins

1 Die Kidneybohnen in ein Sieb geben und kalt abbrausen, bis das Wasser klar bleibt. Bohnen und Milch in ein hohes Gefäß geben und mit dem Pürierstab pürieren.

2 Das Bohnenpüree und die Schoko-Muffins-Backmischung in einer Schüssel gut verrühren und in 12 Papierbackförmchen oder in die Mulden eines großen Muffinblechs füllen. Im vorgeheizten Backofen bei 180 °C etwa 20 Minuten backen.

> **Pro Stück: 3 g Eiweiß, 2 g Fett, 23 g Kohlenhydrate, 130 Kalorien**

Aprikosenbällchen
mit Haferflocken

Zutaten für 20 Stück:

250 g Soft-Aprikosen

50 g gehackte Mandeln

100 g feine Haferflocken

50 g Sonnenblumenkerne

3–5 EL Fruchtsaft (Sorte nach Wahl)

etwas Speisestärke

1 Aprikosen im Blitzhacker fein zerkleinern. Mandeln, Haferflocken und Sonnenblumenkerne zugeben und unterkneten. Dabei den Fruchtsaft nach und nach zugeben, damit eine formbare Masse entsteht.

2 Die Hände leicht mit Speisestärke bestäuben und walnussgroße Bällchen formen. Auf ein mit Backpapier belegtes Blech legen und mit einem sauberen Küchenhandtuch bedecken. Die Bällchen trocknen lassen, dann kühl und trocken lagern.

> **Pro Stück: 2 g Eiweiß, 2 g Fett, 11 g Kohlenhydrate, 76 Kalorien**

Buttermilchdessert

Für 2 Portionen:

1/2 Päckchen Götterspeise

1/2 EL Zucker

200 ml Buttermilch

Süßstoff

1 Das Götterspeise-Pulver mit Zucker in einem Topf mischen. 100 ml Wasser zugeben und bei mittlerer Hitze erwärmen, bis alles gelöst ist. Nicht kochen lassen.

2 Die Buttermilch mit einem Schneebesen unterrühren und mit Süßstoff abschmecken. In eine Schüssel füllen und zugedeckt im Kühlschrank erkalten lassen.

> **Pro Portion:** 3 g Eiweiß, 1 g Fett, 10 g Kohlenhydrate, 60 Kalorien

Vanillecreme mit Beeren und Zitronenmelisse

Für 2 Portionen:

125 g Magerquark

150 g Vanillejoghurt

1–2 EL Zitronensaft

1 Beutel Vanillezucker

Süßstoff

250 g Heidelbeeren

1 Stiel Zitronenmelisse

1 Quark und Joghurt verrühren, mit Zitronensaft, Zucker und Süßstoff abschmecken.

2 Die Beeren waschen, verlesen und trocken tupfen. Einige schöne Früchte beiseitelegen, den Rest auf zwei Schälchen verteilen. Vanillecreme daraufgeben.

3 Zitronenmelisse abbrausen und trocken tupfen. Übrige Heidelbeeren auf die Creme geben und mit Zitronenmelisse garnieren.

> **Pro Portion:** 11 g Eiweiß, 3 g Fett, 27 g Kohlenhydrate, 193 Kalorien

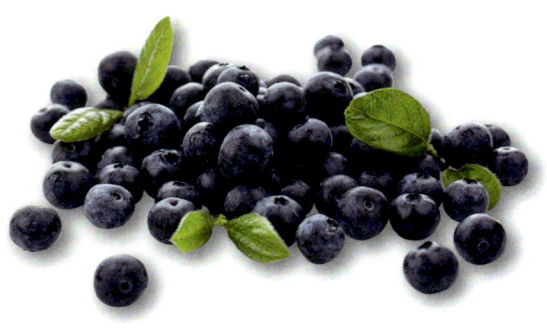

Schoko-Quarktorte

1 Das Ei trennen. Eiweiß mit einer Prise Salz steif schlagen. Eigelb mit 3 EL Wasser und Zucker cremig schlagen. Den Eischnee daraufgeben, Mehl, Stärke, Kakaopulver und Backpulver darübersieben. Mit einem Gummispatel locker unterheben, nicht rühren.

2 Den Teig in eine gefettete Obstbodenform füllen und im vorgeheizten Backofen bei 200 °C 12–15 Minuten backen. Kuchen ein paar Minuten in der Form lassen, dann herauslösen und auf einem Kuchengitter auskühlen lassen.

3 Erdbeeren waschen, trocken tupfen und putzen. Eine Hälfte in dünne Scheiben schneiden, die andere grob würfeln.

4 Erdbeerwürfel und Mineralwasser in ein hohes Gefäß geben und pürieren. Quark, Vanillesaucenpulver und Vanillezucker mit dem Schneebesen unterrühren, eventuell mit flüssigem Süßstoff nachsüßen.

5 Quarkcreme auf dem Tortenboden verteilen und mit Erdbeerscheiben garnieren. Bis zum Servieren in den Kühlschrank stellen.

6 Schokolade mit einem Sparschäler über die Torte hobeln und sofort servieren.

Pro Stück: 4 g Eiweiß, 2 g Fett,
10 g Kohlenhydrate, 81 Kalorien

Für 12 Stücke:

1 Ei (Größe M)

Salz, 40 g Zucker

15 g Mehl

15 g Speisestärke

10 g Kakaopulver

1 Msp. Backpulver

250 g Erdbeeren

100 ml Mineralwasser

250 g Magerquark

1 Beutel Vanillesaucenpulver (o. Kochen)

1 Beutel Vanillezucker

flüssiger Süßstoff

30 g Zartbitterschokolade

Fett für die Form

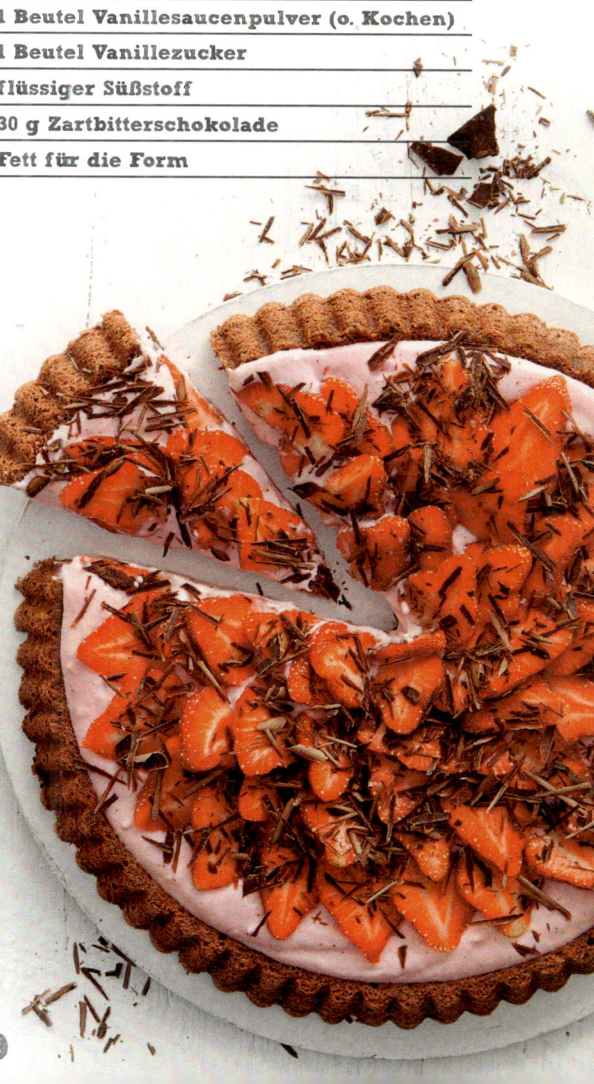

Leinsamenbrot

Für 30 Scheiben:

250 g Weizenvollkornmehl
200 g Roggenmehl Type 997
2 TL Salz
2 TL Zucker
50 g Inulin
50 g Leinsamen
1 Beutel Trockensauerteig (100 g)
1 Beutel Trockenhefe

1 Beide Mehlsorten, Salz, Zucker, Inulin, Leinsamen, Trockensauerteig und die Trockenhefe in einer großen Schüssel mischen. 450 ml lauwarmes Wasser dazugießen und mit den Knethaken des Handrührgeräts zu einem glatten Teig verarbeiten. Zugedeckt an einem warmen Ort etwa 1 Stunde gehen lassen, bis sich das Volumen verdoppelt hat.

2 Den Teig auf einer bemehlten Arbeitsplatte mit den Händen nochmals kräftig durchkneten. Einen ovalen Laib formen und in eine große Brotbackform (40 cm lang) legen. Zugedeckt 30 Minuten gehen lassen.

3 Ein ofenfestes, mit Wasser gefülltes Schälchen auf den Backofenboden stellen. Das Brot im vorgeheizten Ofen bei 220 °C auf der mittleren Einschubleiste 10 Minuten backen. Temperatur auf 200 °C zurückschalten und das Brot in 35–45 Minuten fertig backen.

4 Das Brot in der Form abkühlen lassen. Nach Belieben in Scheiben schneiden und portionsweise einfrieren.

> **Pro Scheibe: 2 g Eiweiß, 1 g Fett, 12 g Kohlenhydrate, 67 Kalorien**

Welches Fett wofür?

Die Mischung macht es! In jedem natürlichen Fett stecken andere gute Inhaltsstoffe. Vielfalt ist deshalb Trumpf. Knausern sollte man bei industriell gehärteten Fetten, die in Backwaren, Fertigprodukten und Snackartikeln vorkommen. Hitzebeständige Öle wie Raps- oder Olivenöl zum Kochen und Braten nehmen. Für die wichtigen hochungesättigten Fettsäuren Salatsaucen mit etwas Leinöl, Kürbiskern-, Distel- oder Nussöl anrühren. Weil hochungesättigte Fette empfindlich sind, diese Öle besser nicht erhitzen, kleine Mengen kaufen und schnell verbrauchen. Wer Butter liebt, darf sie ebenso wie eine gute Margarine aufs Brot streichen. Butter ist besser als ihr Ruf, vor allem wenn die Kühe auf der Weide gehalten werden und nichts anderes bekommen als Gras und Kräuter. Dann ist Milchfett besonders günstig zusammengesetzt.

Dinkelbrötchen mit Sesam

1 400 ml kaltes Wasser mit der Hefe und dem Zitronensaft verrühren. Dinkelmehl mit Kleie und Salz in einer Schüssel mischen. Die Hefeflüssigkeit zufügen und alles verkneten, bis sich der Teig vom Schüsselboden löst und eine Kugel formt.

2 Den Teig mit geölter Klarsichtfolie zudecken. In den Kühlschrank oder in der kühlen Jahreszeit nach draußen stellen. Am nächsten Tag aus dem Teig eine Rolle formen, in 12 Stücke teilen und die Stücke auf ein mit Backpapier belegtes Blech legen. Mit Wasser bestreichen, mit Sesam bestreuen und in den kalten Backofen schieben.

3 Einen Küchenwecker auf 30 Minuten stellen. Den Backofen auf 220 °C (Ober- und Unterhitze) anheizen. Wenn die Temperatur erreicht ist, auf 200 °C herunterschalten. Sobald der Wecker klingelt, die Brötchen herausnehmen, vom Blech lösen und auf einem Rost abdampfen lassen.

Für 12 Stück:
1/2 Würfel Hefe
2 EL Zitronensaft oder Essig
500 g Dinkelmehl Type 630
2 EL Weizenkleie
1–1 1/2 TL Salz
1 EL Sesam zum Bestreuen

> **Pro Stück:** 6 g Eiweiß, 1 g Fett, 29 g Kohlenhydrate, 153 Kalorien

Zur Abwechslung aus dem Teig ein Brot backen. Dafür den Teig in eine gefettete Kastenform (30 cm lang) geben und etwa 45 Minuten backen. Der Hefeteig bleibt im Kühlschrank 3 Tage backfähig. Er lässt sich auch gut einfrieren und hält dann etwa 3 Monate.

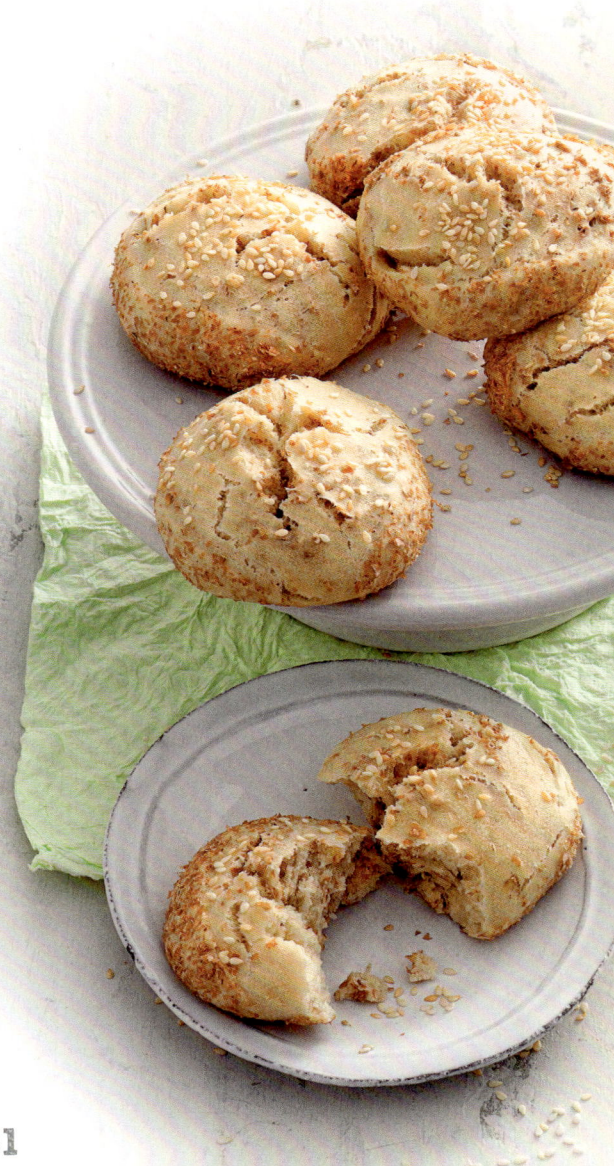

Basic-Müsli mit Nüssen

Für 20 Portionen:

700 g gemischte **Getreideflocken (Hafer-, Gerste-, Weizen-, Dinkel- oder Mehrkornflocken)**

150 g **Weizenkleie**

100 g **geschroteter Leinsamen**

50 g **Inulin**

100 g **geröstete Sojakerne**

50 g **Haselnüsse**

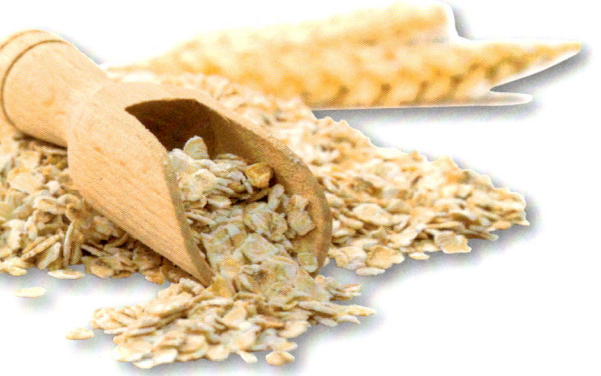

1 Die Getreideflocken mit Weizenkleie, Leinsamen und Inulin mischen. Sojakerne und Haselnüsse grob hacken und untermischen.

2 Das Müsli gut verschlossen und dunkel lagern, damit die Nährstoffe nicht verloren gehen und Nüsse und Samen nicht ranzig werden.

3 Für die Zubereitung eine Portion Müsli mit etwas Wasser vermischen und kurz einweichen oder zugedeckt über Nacht in den Kühlschrank stellen.

4 Wiegen Sie je nach Kalorienbedarf und Hunger die gewünschte Menge Müsli einmal genau ab und suchen Sie sich für Ihre ideale Portionsgröße ein passendes Schälchen. Dies ist dann zukünftig Ihr „Meßbecher".

Pro Portion: 8 g Eiweiß, 6 g Fett, 23 g Kohlenhydrate, 189 Kalorien

Tip

Das Müsli mit frischen Früchten der Saison, fettarmer Milch oder Joghurt servieren.

Nicht nur zum Frühstück

Ein Müsli ist bequem, weil im Nu angerührt. Dabei schmeckt es morgens, mittags und abends gleich gut. Eine ausgewogene Mischung wie im Rezept oben versorgt den Körper mit langsamen Kohlenhydraten und liefert reichlich Ballaststoffe, die dazu beitragen, den Blutzucker für lange Zeit stabil zu halten. Wer sein Müsli mit fettarmen Milchprodukten und frischen Früchten isst, tut etwas für die Figur und versorgt den Körper mit wichtigen Pflanzenstoffen.

Frischkornmüsli

Für 2 Portionen:

100 g Weizenkörner

1 Apfel

1 EL geschälte Mandeln

1/2 Vanilleschote

2 geh. EL Haferflocken

300 g Joghurt (1,5 % Fett)

1 Weizenkörner am Vorabend in einer Getreidemühle oder im Blitzhacker grob zerkleinern und mit etwas Wasser zu einem glatten Brei verrühren.

2 Den Apfel waschen, nicht schälen und grob raspeln. Die Raspel unter das Getreide rühren und die Mischung über Nacht zugedeckt zum Quellen in den Kühlschrank stellen.

3 Vor dem Frühstück die Mandeln grob hacken, die Vanilleschote längs aufschneiden und das Mark herauskratzen. Mandeln und Vanillemark zusammen mit den Haferflocken und dem Joghurt unterrühren.

> **Pro Portion:** 14 g Eiweiß, 8 g Fett,
> 54 g Kohlenhydrate, 353 Kalorien

Körner
auf Vorrat

Für 10 Portionen:

500 g Weizenkörner

Salz

1 Die Weizenkörner in einem großen Topf mit 1 1/2 l Wasser bedecken und über Nacht quellen lassen.

2 Die Körner aufkochen, leicht salzen und zugedeckt bei kleiner Hitze 1 Stunde garen. Mit der Kochflüssigkeit in zuvor mit kochendem Wasser ausgespülte Schraubgläser füllen, verschließen und abkühlen lassen.

> **Pro Portion:** 6 g Eiweiß, 1 g Fett,
> 30 g Kohlenhydrate, 157 Kalorien

Tipp

Das fertige Getreide lässt sich einfrieren oder im Kühlschrank aufheben. Solange das Vakuum in den Gläsern erhalten bleibt, bleiben die Körner dort zwei Wochen frisch. Körner aus angebrochenen Gläsern innerhalb von 2–3 Tagen verbrauchen. 1–2 EL über den Salat gestreut oder ins Gemüse gemischt, halten den Blutzucker über Stunden stabil. Hafer, Hirse, Buchweizen und Quinoa müssen vor dem Kochen nicht eingeweicht werden. Grünkern benötigt eine Quellzeit von nur zwei Stunden, Gerste etwa sechs Stunden.

Süße Quarkcreme

Für 2–4 Portionen:

250 g Magerquark

1 TL Inulin (Internetversand)

3–4 EL Mineralwasser

Süßstoff, 1 gestrichener TL Zimt

1 Den Quark in eine kleine Schüssel geben, mit Inulin und Mineralwasser cremig rühren.

2 Den Quark mit Süßstoff abschmecken und den Zimt unterrühren.

> **Pro Portion (bei 4 Port.): 9 g Eiweiß, 0 g Fett, 3 g Kohlenhydrate, 49 Kalorien**

 **Tipp**

Statt Zimt können Sie auch Vanille oder Kakaopulver unter die Creme rühren oder mit Zitronensaft abschmecken.

Kräuterquarkcreme

Für 2–4 Portionen:

250 g Magerquark

1 TL Inulin (Internetversand)

3–4 EL Mineralwasser mit Kohlensäure

1 Bund gemischte frische Kräuter
(z. B. Petersilie, Schnittlauch, Kerbel)

Salz, Pfeffer, Süßstoff

1 Den Quark in eine kleine Schüssel geben, mit Inulin und Mineralwasser cremig rühren.

2 Die Kräuter waschen, trocken schütteln, fein hacken und unter den Quark rühren. Mit Salz, Pfeffer und nach Belieben mit etwas Süßstoff abschmecken.

> **Pro Portion (bei 4 Port.): 9 g Eiweiß, 0 g Fett, 3 g Kohlenhydrate, 51 Kalorien**

 Tipp

Den Quark zu Pellkartoffeln, als Dip zu Gemüsesticks oder als Beigabe zu gegrilltem magerem Fleisch und Fisch servieren. Abwandlungen mit Kümmel, Cayennepfeffer, Senf, Knoblauch, Zwiebeln, Gurken, Radieschen oder fein geraspelten Möhren.

Schnelle Fleischbrühe

1 Die Zwiebel abziehen, den Lauch putzen und kalt abbrausen. Beides in Stücke schneiden und in einen großen Topf geben. Übriges Gemüse ebenfalls waschen, putzen, klein schneiden und zufügen.

2 Hackfleisch, 1 1/2 l Wasser, Salz und die Gewürze zum Gemüse geben und bei mittlerer Hitze einmal aufkochen. Mit einem Holzlöffel leicht umrühren, damit sich das Hackfleisch in der Brühe gut verteilt und viel Geschmack abgibt.

3 Sobald die Brühe kocht, die Temperatur herunterschalten und einen Deckel halb auflegen. Die Brühe 30 Minuten bei kleiner Hitze köcheln lassen. Aufsteigenden Schaum mit einer Schaumkelle vorsichtig abnehmen. Die Brühe aber nicht mehr umrühren, da sie sonst trüb wird.

4 Die fertige Brühe zum Entfetten durch ein feines Sieb geben und mit wenig Salz abschmecken.

Tipp

Die Brühe ist eine fast kalorien- und fettfreie Basis für köstliche Suppen und Saucen. Sie enthält keine unerwünschten Geschmacksverstärker und keine Zusatzstoffe.

> **Pro 250 ml: 2 g Eiweiß, 1 g Fett,**
> **0 g Kohlenhydrate, 24 Kalorien**

Für 1,2 l Brühe:

1 **Zwiebel**
1 **Bund Suppengrün**
125 g **Rinderhackfleisch**
Salz
1/2 **TL Pfefferkörner**
1 **Lorbeerblatt**
1 **Gewürznelke**
2 **Wacholderbeeren**

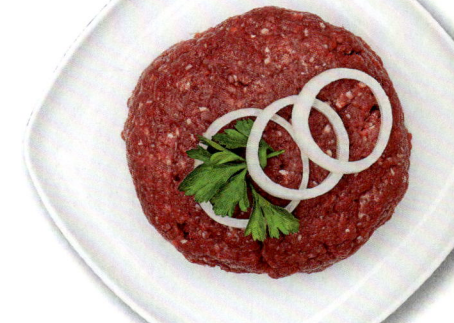

Salatsauce ohne Fett

Für 8 Portionen:

1 Zwiebel

1 Knoblauchzehe

400 ml Gemüsebrühe oder -fond

2 TL Speisestärke

3–4 EL Essig

1 EL Tomatenmark

Salz

Pfeffer

Süßstoff

1 Zwiebel und Knoblauchzehe abziehen und fein würfeln. Gemüsebrühe beziehungsweise -fond und die Zwiebelwürfel aufkochen.

2 Speisestärke mit wenig Wasser glatt rühren, in die Brühe einrühren und aufkochen.

3 Die Brühe abkühlen lassen und mit Essig, Tomatenmark, Salz, Pfeffer und etwas Süßstoff abschmecken.

4 Die Sauce in ein Glas mit Schraubdeckel füllen. Sie hält sich im Kühlschrank etwa 1 Woche frisch. Vor dem Servieren schütteln.

> **Pro Portion: 1 g Eiweiß, 0 g Fett, 2 g Kohlenhydrate, 13 Kalorien**

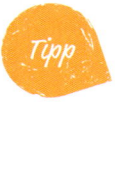

Tipp

Geschmacksvielfalt: Statt Tomatenmark können Sie zur Abwechslung Paprikamark, Senf oder Meerrettich verwenden. Auch verschiedene Sorten Essig, Zitronen- oder Limettensaft verleihen dem Dressing jedes Mal eine andere Geschmacksnote. Frische Kräuter, Kapern oder getrocknete Tomaten (Öl gründlich abtropfen lassen) sind eine ideale Ergänzung. Fügen Sie diese Zutaten aber immer erst kurz vor dem Servieren zu, andernfalls ist die Sauce weniger lange haltbar.

Salatsauce ohne Kohlenhydrate

1 Seidentofu beziehungsweise Sojacreme, Selleriesaft und die getrockneten Kräuter in einen hohen Becher geben und mit einem Schneebesen verquirlen oder die Zutaten in einem Schüttelbecher gut aufmixen. Mit Salz, Pfeffer und Süßstoff abschmecken.

2 Die Sauce in ein Glas mit Schraubdeckel füllen. Sie hält sich im Kühlschrank etwa 1 Woche frisch. Vor dem Gebrauch schütteln.

Für 8 Portionen:

150 g Seidentofu oder Sojacreme
150 ml Selleriesaft
2 TL getrocknete Kräuter der Provence
Salz
Pfeffer
Süßstoff

> **Pro Portion:** 1 g Eiweiß, 1 g Fett,
> 0 g Kohlenhydrate, 14 Kalorien

ipp

Vegane Alternative: Dieses cremige Dressing ist eine leckere Abwechslung für alle, die sonst gern joghurt-, quark- oder mayonnaisehaltige Saucen verwenden. Es gelingt jedoch nur mit Seidentofu, üblicher Tofu ist zu fest und wird beim Pürieren krümelig. Variieren Sie das Dressing mit Kräutern und probieren Sie statt Selleriesaft Möhren-, Tomaten- oder gemischten Gemüsesaft.

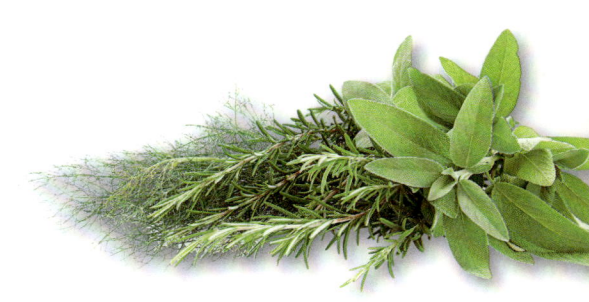

Viel Fett in fertigen Salatsaucen

Die überall in Flaschen oder Bechern angebotenen Dressings sind natürlich bequem und gelingen sicher. Aber sie können federleichtes Grünzeug in kalorienschwere Mahlzeiten verwandeln, weil sie – oft unbemerkt – große Mengen Fett auf den Salatteller bringen. Eine gute Alternative ist ein Trockendressing. Beim Anrühren des Salatsaucenpulvers kann man selbst entscheiden, wie viel Öl hinein soll, und evtl. etwas mehr Wasser oder Fruchtsaft verwenden, als auf der Packung angegeben.

Helle Grundsauce

Für 2 Portionen:

2 TL Rapsöl

1 EL Mehl

1 TL Inulin

100 ml Milch (1,5 % Fett)

150 ml Gemüsebrühe oder -fond

Salz

Pfeffer

1 Das Rapsöl erhitzen. Mehl mit Inulin mischen. Die Mischung mit dem Schneebesen ins heiße Öl rühren und anschwitzen.

2 Milch dazugeben und unter ständigem Rühren einmal aufkochen. Gemüsebrühe beziehungsweise -fond zufügen, wieder gut unterrühren und erneut aufkochen. Dabei immer wieder gut rühren, damit sich keine Klümpchen bilden.

3 Die Sauce ohne Deckel bei kleiner Hitze 5–10 Minuten kochen, mit Salz und Pfeffer würzen.

Pro Portion: 3 g Eiweiß, 3 g Fett, 8 g Kohlenhydrate, 78 kcal

Eine Sauce für viele Ideen

Der Retro-Klassiker Helle Sauce kann sich wie ein Chamäleon verwandeln und damit die Langeweile aus ein paar Dutzend Alltagsgerichten vertreiben.

- *Mit 1 bis 2 EL Senf oder Kapern und einem Spritzer guten Essig gerät sie zur Senf- oder Kapernsauce.*
- *1 EL Currypulver und ein geraspelter Apfel verwandeln sie in eine fruchtig-würzige Currysauce. Frische Ingwerwurzel, Zitronengras und Chili geben ihr einen anderen Asia-Touch.*
- *Eine Handvoll frisch gehackte Kräuter verleiht der schlichten Sauce – je nach Saison und Sorte – immer wieder andere Geschmackserlebnisse. Sehr lecker: mit Limetten- oder Zitronenschale abgerundet.*
- *Sitzen keine Kinder am Tisch, kann man die Sauce auch mit Alkoholischem „würzen", z. B. mit einem Schuss trockenem Wein oder Wermut.*
- *Nimmt man etwas weniger Flüssigkeit, gerät die Sauce dicker und eignet sich dann zum Überbacken von Fisch und Gemüse.*

Leichte Gemüsesauce

1 Den Blumenkohl putzen, waschen und die Röschen abschneiden. Die Zwiebel abziehen und fein würfeln.

2 Das Öl in einem Topf erhitzen, die Zwiebelwürfel darin glasig dünsten. Blumenkohlröschen und 6–8 EL Gemüsebrühe oder -fond zufügen. Das Gemüse zugedeckt in etwa 15 Minuten weich garen.

3 Die Sauce mit einem Pürierstab pürieren, dabei eventuell noch etwas Brühe dazugeben. Mit Salz, Pfeffer, Currypulver abschmecken.

Für 2 Portionen:

400 g **Blumenkohl**

1 kleine **Zwiebel**

1 TL **Rapsöl**

125 ml **Gemüsebrühe oder -fond**

Salz

Pfeffer

Currypulver

> **Pro Portion:** 3 g Eiweiß, 2 g Fett, 4 g Kohlenhydrate, 47 Kalorien

Tipp

Große Gemüseauswahl: Anstelle von Blumenkohl eignen sich auch Kohlrabi, Möhren, Brokkoli oder Paprikaschoten. Eine Zwiebel, eventuell auch einmal eine Knoblauchzehe, sollte immer dabei sein. Experimentieren Sie mit Kräutern wie zum Beispiel Schnittlauch, Basilikum, Thymian oder Rosmarin. Die Sauce passt sehr gut zu Getreide- und Nudelgerichten, zu Geflügel und Fisch. Soll die Sauce besonders cremig sein, streichen Sie sie durch ein Sieb und mixen sie kurz vor dem Servieren mit einem Pürierstab auf.

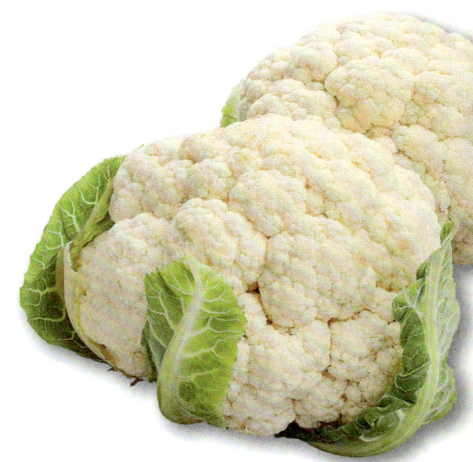

BÜCHER

... die weiterhelfen

Lange, Elisabeth: **Die Nebenbei-Diät. Das Kochbuch.** Stiftung Warentest

Lange, Elisabeth: **Die Nebenbei-Diät. Schlank werden für Berufstätige.** Stiftung Warentest

Lange, Elisabeth: **Die Nebenbei-Diät: Schlank werden für Zwischendurch.** Stiftung Warentest

Lange, Elisabeth: **Gesunder Darm – Gesünder leben: Mit der richtigen Ernährung zu neuem Lebensgefühl.** Südwest Verlag

Leitzmann, C.; v. Koerber, K.; Männle, Th.: **Vollwert-Ernährung. Konzeption einer zeitgemäßen und nachhaltigen Ernährung.** Haug Verlag

... aus dem GRÄFE UND UNZER VERLAG

Betz, Andrea: **Die richtige Ernährung bei Bluthochdruck, Übergewicht, Diabetes, Gicht, Cholesterin**

Boeckh-Behrens, Wend-Uwe: **maxxF – Der Megatrainer (mit DVD)**

Bopp, A.; Breitkreuz, T.: **Bluthochdruck senken – Das 3-Typen-Konzept**

Deutsche Zöliakie Gesellschaft e.V.: **Zöliakie – Das erfolgreiche Behandlungskonzept bei Glutenunverträglichkeit**

Elmadfa, I.; Aign, W.; Fritzsche, D.: **Nährwerte**

Elmadfa, I.; Aign, W.; Muskat, E.; Fritzsche, D.: **Die große GU Nährwert-Kalorien-Tabelle**

Elmadfa, I.; Muskat, E.; Fritzsche, D.: **E-Nummern & Zusatzstoffe**

Fritzsche, Doris: **Diabetes – Der Ernährungs-Kompass**

Grillparzer, Marion: **Hey, Heißhunger, ab jetzt bin ich der Boss!**

Hederer, Markus: **Laufen statt Diät**

Hickisch, B.; Guth, C.: **Grüne Smoothies**

Koppenwallner, C.; Schaenzler, N.: **Magen und Darm natürlich behandeln**

Orzech, Petra: **Slim-Yoga (mit DVD)**

Sandjon, Chantal-Fleur: **Rohvolution, Einsteigerprogramm in die Rohkost**

Simon, W.A.; Probost, T.; Mosetter, K.; Cavelius, A.: **Zucker – der heimliche Killer**

Tschirner, Thorsten: **Fit mit dem Thera-Band**

Winkler, Nina: **Bauch, Beine, Po intensiv (mit DVD)**

ADRESSEN

AID infodienst
Ernährung, Landwirtschaft, Verbraucherschutz e.V.

Heilsbachsstraße 16
53123 Bonn

www.aid.de

Deutsche Gesellschaft für Ernährung e.V.

Godesberger Allee 18
53175 Bonn

www.dge.de

Österreichische Gesellschaft für Ernährung

c/o AGES Bürotrakt WH
Spargelfeldstraße 191
A-1220 Wien

www.oege.at

Schweizerische Gesellschaft für Ernährung

Schwarztorstraße 87
Postfach 8333
CH-3001 Bern

www.sge-ssn.ch

LINKS

www.waszuessen.de
Eine Fastfood-Kalorien-Tabelle zum Abgewöhnen.

www.lebensmittelklarheit.de
Informationen für Verbraucher rund um gesunde, sichere Lebensmittel.

www.sportprogesundheit.de
Hier finden Sie Bewegungsangebote in Ihrer Nähe.

www.zugutfuerdietonne.de
Informationen zum Mindesthaltbarkeitsdatum und mehr.

SACHREGISTER

REZEPTE

Maßeinheiten

*Hier finden Sie die gängigen Abkürzungen
aus unserem Rezeptteil:*

TL = Teelöffel	*Msp. = Messerspitze*
EL = Esslöffel	*g = Gramm*
ml = Milliliter	*kg = Kilogramm*
l = Liter	

IMPRESSUM

© 2014 GRÄFE UND UNZER VERLAG GmbH, München

Projektleitung: Anja Schmidt

Lektorat: Helga Thamm, Irsee

Foodfotografie: Jan C. Brettschneider, Hamburg

Foodstyling: Pio, Hamburg

Illustrationen: Wenran Xu, Hamburg

Covergestaltung und Layout: independent Medien-Design, Horst Moser, München

Herstellung: Markus Plötz

Satz: Grizeto Verlag, Irsee

Druck und Bindung: Firmengruppe APPL, Wemding

Syndication: www.jalag-syndication.de

Bildnachweis:
F1 Online: Seite 121; Fotolia: Seite 9, 26, 31, 33, 34, 43, 48, 55, 57, 59, 74, 80, 84, 87, 90, 91, 101, 103, 145, 158, 165, 166, 167, 168; Getty: Seite 6; Mauritius Images: Seite 75; Photocase: Seite 44; Plainpicture: Seite 94; Shutterstock: 120; Stockfood: Seite 75, 91, 121; Thomas Zarges/Studio Nordblick: Autorinnenfoto hintere Außenklappe

Wichtiger Hinweis
Alle Ratschläge und Rezepte in diesem Buch wurden von der Autorin sorgfältig recherchiert und in der Praxis erprobt. Dennoch können nur Sie selbst ent-scheiden, ob und inwieweit Sie diese umsetzen kön-nen und möchten. Lassen Sie sich in allen Zweifelsfäl-len zuvor durch einen Arzt beraten. Weder Autorin noch Verlag können für eventuelle Nachteile oder Schäden, die aus den im Buch gegebenen praktischen Hinweisen resultieren, eine Haftung übernehmen.

ISBN 978-3-8338-3806-4

2. Auflage 2014

Die GU-Homepage finden Sie unter *www.gu.de*

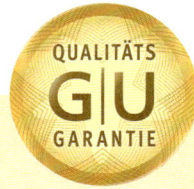

Liebe Leserin, lieber Leser,

haben wir Ihre Erwartungen erfüllt? Sind Sie mit diesem Buch zufrie-den? Haben Sie weitere Fragen zu diesem Thema? Wir freuen uns auf Ihre Rückmeldung, auf Lob, Kritik und Anregungen, damit wir für Sie immer besser werden können.

GRÄFE UND UNZER Verlag
Leserservice
Postfach 86 03 13
81630 München
E-Mail:
leserservice@graefe-und-unzer.de

Telefon: 00800 / 72 37 33 33*
Telefax: 00800 / 50 12 05 44*
Mo–Do: 8.00–18.00 Uhr
Fr: 8.00–16.00 Uhr
(gebührenfrei in D, A, CH)*

Ihr GRÄFE UND UNZER Verlag
Der erste Ratgeberverlag – seit 1722.

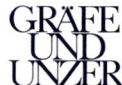

GRÄFE UND UNZER

Ein Unternehmen der
GANSKE VERLAGSGRUPPE